老人性痴呆患者の問題行動を推理する

――老人性痴呆は老化の延長線上に――

杉山　弘道　著

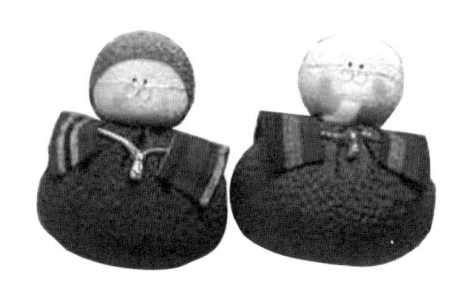

まえがき

日本は今や世界一を誇る長寿国(平成十三年の日本人の平均寿命は女性が八十四・九歳、男性が七十八・一歳)で、平成十三年に生まれた赤ちゃんは、女性が四人に三人、男性は二人に一人が八十歳以上まで生きられる計算になるのだそうです。女性の生む子供の数が少なく(平成十二年度は一人の女性が一生に生む子供の数は平均一・三六人)、将来は高齢化社会になるのは確実で、これだけ長生きする人が増えれば当然痴呆になる老人の数も増えていくことは間違いありません。痴呆老人は異常行為が多いのですが、その行為はなかなか理解し難い所が多く、したがって、対応には難しいものがあります。家族は当然ですが、専門家であるはずの介護士や看護師、そして医師も含めて、対応に苦慮している場合が多いと想像されますし、とくに、これらの専門家達が、介護をしている家族に異常行為への対応を指導する場合、実際にはどのように指導したらよいのかの戸惑いもあると考えます(私も戸惑っている中の一人です)。指導場面では、『出来るだけ拘束したり叱ったりや説得をしてはいけません』ということになりましょうし、多くの場合に叱責や説得が奏効しないのも事実で、叱責や説得をしないのが痴呆老人介護の基本の一つであることは間違いありません。しかし、介護に当たる家族も各々家族構成が違い、家庭環境も違いますし、問題行動を伴う老人は、各々が個性的で生活環境の違いもあることから、特有の動機で固有の行動を起こしています。したがって、痴呆行為への対応も多様でなければならないのは当然ですが、対応に戸惑う最大の原因は行為の成り立ちが理解出来ないことにあると思われます。そのように考えて、痴呆行為の成り立ちを少し模索してみることにしました。仮りに、老人性痴呆が老化の延長線上にあるとすれば、痴呆行動の原点も老化に伴って変化する行動の延長線上にあるはずです。そのような視点から、老化による記憶や思考の変化が痴呆行為の成り立ちとどのようなつながりを持っているのかを検討してみたいと思います。結果として、痴呆行為の成因についての一部にでも納得して頂ける答えを出すことが出来ればと考えます。なお、本文で述べている、例えば、異常行動の原因や、妄想、せん妄の成り立ちなども、所々は私自身の考えでしかなく、必ずしも大方の意見ではありません。批判の目で読んで下さるようにお願い致します。

また、私はかつて区別されていたアルツハイマー病とアルツハイマー型痴呆は、発症や進展に遅速はあるものの、共に老化の延長線上にある同質の変化で、まさに加齢に伴う疾病と考えていますので、本文では両者を一緒にして老人性痴呆と表現しております。なお、老年になってからの後天性痴呆疾患は大別して、脳出血や脳梗塞で代表される脳血管性痴呆と、アルツハイマー型痴呆で代表される脳の変性疾患の二つがありますが、ここでの老人性痴呆という言葉は、脳の変性疾患に起因するもののみを指しています。会話形式を取り入れて出来るだけ平易にしようと考えましたが、意図通りになっているかどうかは疑問です。

著　者

目　次

目　次

第Ⅰ章　老いによる心身の変化

人の諸機能は大雑把に言えば、二十〜三十歳をピークにその後は下降線を辿ります。

体力が勝負を決めるほとんどのプロスポーツでは四十歳を過ぎて活躍することは稀で、大半の選手は三十歳台での引退を余儀なくされます。頭脳面でも先進的な発想は、同様に若い世代でなされることが多いようです。ただ、土台として知識の積み重ねが必要な分野では、それなりの年齢に達してからの活躍になるのは当然ではあります。

体力的な衰えを自覚するのは、日頃のトレーニングの有無や個人差があったとしても、おおよそ三十歳台が大半であろうと推測されます。大方六十歳を過ぎる頃になると、本人は普通に歩いているつもりでも平地で躓くことが多くなり、平衡感覚が悪くなって真っすぐに歩けなくなったりして、自らの老いをはっきりと自覚するようになります。

頭脳的な衰えは、一方で年齢を重ねることにより知識が豊富になりますので、そのぶん自覚が遅くなると考えられます。普通の人が頭脳の面で「老い」を感じ始めるのは、記憶力の低下を自覚したとき、簡単に表現すると、物忘れが多くなったと感じたときのようです。

人の名前が思い出せない、数日前の出来事を忘れる、人と話した内容や暗唱番号などの数字を忘れるなどが多いのですが、平均的には五十歳位で老いを感じ始めるようです。しかし、個人差は大きく、人によって四十歳半ばで衰えを感じ出す人もあり、七十歳を過ぎても衰えをみせない人もあります。一般社会では、おおよそ四十五歳〜六十歳前後を初老期、六十歳以降を老年期と分けて、多くの人が老人と呼ぶのは六十五歳以上となっています。なお、国の定めた介護保険の第一号被保険者は六十五歳以上、老人医療は七十歳以上(平成十四年十月からは七十五歳以上)となっています。

老いを感じる個人差には、元々の体質や性格も関与していることは間違いありませんが、将来の目標、例えば、自分の手懸けた仕事の区切りまでにまだ長い年月を要する、何らかの理由で孫を育てなければならない、あるいは、子供が成人するまでになお年月がかかる、などがあると案外若さが保てることが多いようです。政治家などが年の割に若々しく呆けを感じさせないのは常に先の目標を持っているからと思われます。

目標は生き甲斐にもつながりますので、やはり人間が生きていくには目標を持つことが大切なのは間違いありません。

人生には幾つかの大きな節目（人生の別れ道）があります。進学、結婚、就職などもその後の人生を決める選択ではありますが、人の五十歳台は進学や結婚などと違い、自分が選択出来ない性質の大きな出来事が連続して起きやすい年代です。子供の独立や親の死などによる家庭環境の変化、間近に迫る定年退職、女性であれば更年期などなどに対応が必要になります。これらの事柄は、考えようによっては役割や目標の喪失でもあります。

年を取ることは喪失を重ねることでもありますが、役割や目標の喪失とともに、自分自身の体力や知力の低下（喪失）も避けられません。人間は誰でも生活を続けていくためには与えられた、あるいは、自分の選択した環境に適応していかなければなりません。自分の住む地域の気候風土、職場、近隣、そして家庭の中でそれらの環境は絶え間なく解決を必要とする問題を提起してきます。日頃、人々はそれらの問題を難なくクリアして生活しているのですが、年を取ると問題を解決する能力が低下してきます。

老人は自分の住んでいる環境に簡単に適応して生活が出来ているように見えていても、環境の提起する問題を解決するには精一杯の力を振り絞らなければならず、余力のないことが多くなっています。実際、転居や気温の変化など、若い人では特に問題にならないような身の回りの変化に適応出来ず、生活に支障を来してしまう老人は珍しくありません。

老いは誰にでも訪れます、その老いは老人性痴呆へと連続していくのか、それとも単なる老化と老人性痴呆は異質なものなのかを考えてみることにします。

一、加齢による脳の変化

ある夏の朝、桃山さんは朝食後のお茶を飲みながら新聞を見ています。奥さんの蓮子さんは食後の後片づけを始めました。桃山さんが、

「日本人の平均寿命がまた延びたんだって、女は八十五歳、男は七十八歳でもちろん世界一の長寿国を続けているんだそうだ。これだけ寿命が延びれば痴呆老人も増えてくるんだろうね」

と蓮子さんに話しかけました。蓮子さんは仕事の手を休めて、

「そうねー、いろいろ考えると長生きがいいのか悪いのか判らなくなるときがあるわ。元気で長生きなら問題は少ないけど、年を取れば具合の悪い所も出てくるのは間違いないし、どうしても若い人たちに迷惑をかけることになるんだから」

蓮子さんは必ずしも長生きを喜んではいないようです。桃山さんも、

「この前何かの本を読んでいたら、人間は仮に百四十歳まで生きていると、ほとんど間違いなく老人性痴呆（アルツハイマー型痴呆）になるんだそうだよ。ということは、老人性痴呆が特殊なものではなくて老化現象の延長線上にあることになるんだね。ところで、うちのおじいちゃんは大丈夫なんだろうか」

と言いながらおじいさんのことを心配しています。蓮子さんは、

「うちのおじいちゃんはしっかりしているから、でも、この頃視力が衰えて世の中が暗くなった

んで先日眼科のお医者さんに行ったんですって。そうしたら、まだ手術は早いけど白内障と言われて薬を貰ってきたらしいわよ。先生の話だと、白内障という病気は程度は別にして年を取れば誰でもなるんですって、ただ、視力障害を自覚したり治療が必要になる年齢は個々に違いがあって、若くは六十歳くらいからなんだそうだけど、遅い人は九十歳になってもほとんど視力に支障がない場合もあるそうよ。そういえば、老人性痴呆も早い人は六十歳くらいに発症するし、遅い人は九十歳になっても痴呆にならない人がいるでしょう。老人性痴呆も白内障も程度に違いはあっても年をとれば誰でも罹るものなんじゃないのかしら」

おじいさんの近況を話しながら老人性痴呆と白内障がともに加齢による生理的な変化の延長線上にあるのではないかとの考えを披露しました。桃山さんも、

「一般的な考え方かどうかは判らないけど、本にもそんなことが書いてあったようだよ。白内障も老人性痴呆と同じで、百四十歳まで生き延びればほとんどが罹るんだろうね。ほかにも年を取ればどうしても罹る病気があるんだろうから、長生きも程々がいいのかな」

と話を締め括りました。

★　アルツハイマー型痴呆と呼ばれる老人性痴呆の脳の病理学的変化は、脳に出来る老人斑、脳の神経原線維変化、脳の萎縮の三つです。老人斑の主成分はβ‐アミロイド蛋白で、この蛋白には可溶性のものと不溶性のものがあり、不溶性のものが脳に蓄積して老人斑を形成します。Aβはアミロイド前駆蛋白(amyloido precursor protein＝APP)から生理的に作られる物質ですが、通常はAβは作られて分泌されると直ちに分解除去されて脳内に残ることはありません。

APPからAβが作られる場には、α、β、γの三種類のAPPを分解する酵素(セクレターゼ)が関与していますが、老人斑として脳内に残るAβを作る酵素がβとγ‐セクレターゼと考えられています。

通常、ＡＰＰは合成された後は、大部分がα・セクレターゼによって分解され、この場合は可溶性ですのでＡβは脳内に残りません。しかし、βないしγ・セクレターゼの関与が増えてくると不溶性のＡβが多く作られるようになり、それが脳内に蓄積して老人斑になるものと考えられています。このα、β、γ-セクレターゼは、αの活性が高まれば、β、γの活性が低下し、β、γの活性が高まればαの活性が低下します。

このように、Ａβの産生系は、α、β、γのバランスの上に相互に調節し合っていますので、将来、α・セクレターゼの活性を高める薬剤が開発されれば、老人性痴呆の脳変化の一つである老人斑の増加は阻止出来る可能性があります。

神経原線維変化は、タウ蛋白と呼ばれる蛋白の異常な燐酸化によって起こりますが、成因には活性酸素による酸化ストレスが関与しているのではないかといわれています。

脳の萎縮は神経細胞の脱落によるものです。人の脳の神経細胞は何百億もありますが、二十歳を過ぎる頃より毎日数万個以上が失われていくそうです。これらの変化は加齢とともに一様に進行するのではなく、神経原線維変化型痴呆のように、老人斑がほとんどないのに神経原線維変化だけが突出することもありますし、脳の萎縮がとくに目立つ場合もあります。

いずれの変化も、個々で遅速に違いはあっても加齢とともに進行することは間違いないようです。以前は六十歳前後で発症する老人性痴呆で、進行の早い病型のものを若年性アルツハイマー病、より高齢になってから発症する老人性痴呆をアルツハイマー型痴呆と呼んで区別していましたが、現在では病理学的に同一の変化であることより、両者をまとめてアルツハイマー型痴呆と呼ぶのが一般的のようです。

いずれにしても、アルツハイマー型痴呆の脳の変化は、脳の老化による生理的な変化の延長線上にあるもので、白内障の進行や運動能力の老化による衰えに個人差が大きいのと同じで、脳の老化の個人差で発症や進展に遅速が出てくるものと考えられ、脳の病理学的変化からは、アルツハイマー型痴呆は老人性痴呆と呼ぶに相応しいものと考えられます。

したがって、本書では「名は体を表す」ことを目的として、アルツハイマー型痴呆を老人性痴呆と呼ぶことにします。

なお、老人が痴呆に陥る原因には多発性脳梗塞など、脳血管性の痴呆がありますが、ここでの老人性痴呆という表現の中に脳血管性の痴呆は含みません。

二、加齢による記憶障害

(一) 記憶の種類

周りの人にどのような行動で痴呆を発見されるかは個々に違いはありますが、痴呆の始まりが記憶障害であることは共通しています。そして、記憶障害は高齢になると、障害の程度に違いがあるにしても間違いなく自覚することも共通しています。人は記憶に基づいて考え、判断し、行動することになりますから、記憶に障害があれば正しく判断しての行動が出来なくなるのは当然です。そして、記憶障害は老化に伴う生理現象と考えられますし、高度の記憶障害は判断や行動の合理性を失わせます。これが痴呆行動の最大の原因と思われますので、少なくとも老人性痴呆の痴呆行動の一部は、記憶の面からも老化の延長線上にあろうことを推測しても大きな過ちではないと考えられます。

記憶は覚える（記銘）、覚えた内容を頭の中に留めておく（保持）、内容を思い出す（再生）の三つの働きで成り立っていますが、記憶される事柄と記憶されてからの時間で幾つかに分類されています。

・記憶されてからの時間による分類

進行形の記憶‥‥何かをしながら、それを念頭において同時進行で別の仕事をしている情況

即時記憶　‥‥数秒から数分位

短期記憶　‥‥数時間から数ヵ月位

長期記憶　‥‥年単位　①近時記憶‥‥十年位まで
　　　　　　　　　　②遠隔記憶‥‥十年位以上

〈進行形の記憶〉

最近、杉川さんのおじいさんは、おばあさんの物忘れが多くなったなー、と考えていました。今日も縁側で新聞を読みながら、この頃は強盗やら空き巣が多くなって困ったもんだと、一人でつぶやいています。すると、お勝手の方から、何かが焦げる匂いがして煙がただよっています。

「ばあさん、鍋が焦げているんじゃないか」

とおばあさんに声をかけました。おばあさんは部屋のお掃除をしていましたが、

「あっ、忘れていた、お魚を煮ていたんだ」

と言って、急いでお勝手に行ってコンロの火を消しました。おばあさんは、

「また、鍋が一つ使い物にならなくなった、この前もやったばかりなのにねー」

と言いながら、焦げたお魚をごみ箱に捨てました。おじいさんは、

「この頃、おばあさんは少し物忘れをするようになったんだから、いろいろな仕事を一緒にしないで、一つ一つ片づけたほうがいいよ。何かをしながら別の仕事をしていると、最初の何かを忘れることが多いし、特に火はあぶないからね」

と注意しました。おばあさんも、これからは仕事は一緒にしないで、一つづつにしようと心に決めました。

★　何かをしながら、同時に別の仕事をしている情況で、その間、常に最初に始めた何かを念頭に置いていなければなりません。それを進行形の記憶と私は名づけています。物忘れの最初の時期に障害される事の多い記憶です。

〈即時記憶〉

数年前から目立ち始めていた松山さんのおじいさんの物忘れがはげしくなり、時には散歩に出て迷子になることもあるし、着替えなども手伝ってやらないとうまくいかなくなって、おばあさんも、

「困った事に、おじいさんは呆けが始まったに違いない」

と考えています。今日も自分の部屋でタバコに火をつけたのを忘れて散歩に行ってしまいました。おばあさんが留守になった部屋を覗いて見ると、火のついたタバコが机の上に落ちていて机が焦げていました。おじいさんが散歩から帰って来たので、おばあさんが、

「おじいさん、タバコに火をつけたのを置いたまま外に出たら火事になるから気をつけて」

と言いましたら、おじいさんは、

「わしがタバコに火をつけたまま外に出るわけはない」

と言って、機嫌が悪くなってしまいました。おじいさんが自分の失敗を認めたくないのか、本当に忘れたのかは判りませんが、おばあさんは、

「これからはおじいさんが火を使うときはいつでも気をつけなくちゃー」

と考えました。

★　たった今のこと、数秒から数分間の記憶です。この記憶が障害されると自立した生活は難しくなります。しかし、痴呆に至らないと強く障害されることはありません。

〈短期記憶〉

萩谷さんのおばあさんが一人で留守番をしながらテレビを見ていました。そこへ、宅配便のお兄さんが、小さな荷物を持って入ってきて、

「すみませんが、お隣が留守なのでこの荷物を預かってもらえませんか」

と言いました。おばあさんは、

「お安い御用ですよ、後でお隣に届けておいてあげますね」

と言うと、宅配便のお兄さんはお礼を言いながら荷物を置いて帰っていきました。小さな荷物なので、おばあさんはそれを戸棚の上に置いてテレビの前に戻りました。

夕方、おばあさんは夕ご飯の買物に近くのスーパーへ出掛けました。確か、昨日息子のお嫁さんに何かを買っておいてくれと頼まれたような気がするのですが、それが何なのかどうしても思い出せません。仕方なく、適当にお買い物をして帰りました。

お嫁さんが帰ってきて夕ご飯の支度を始めましたが、昨日頼んでおいたお肉がありません。お嫁さんは、お母さんが忘れたに違いないとは思いましたが、度々なので、本人に言うと気にすると考えて、おばあさんの買ってきた材料を使っての料理にしました。

夕ご飯が終わってみんなが楽しくお話をしているときに、息子がひょいと見上げると、戸棚の上に荷物らしいものがあります。息子が、

「あそこにある荷物は何だろう、お母さん知らないの」

とおばあさんに尋ねました。それを聞いて、おばあさんは、

「すっかり忘れていた、お隣の荷物を宅配便のお兄さんから預かっていたんだ」

と昼間の出来事を思い出しました。

★ 短期記憶は数時間から数ヵ月単位の記憶で、数ヵ月単位の記憶は年を取ると割合早くから障害されます。

豆田さんの家は共稼夫婦で、八十歳を過ぎたおばあさんがまだ元気ですので、家事仕事をしながら留守番をしています。奥さんの稲子さんは、最近おばあさんの物忘れがはげしくなったのに気づいて少々気がかりになっています。今日は先日行ったガス工事代金の集金に来ることになっています。朝、家を出るときに稲子さんは、

「おばあちゃん、今日のお昼頃にガス屋さんが集金に来ますから払って下さい。お金は封筒に入れて茶だんすの引き出しに入れておきますから」

と言って、おばあさんに封筒を見せて茶だんすの引き出しに入れて出掛けました。おばあさんは、

「判ったよ、丁度でお釣りは要らないのね」

と居間のお掃除をしながら返事をしました。お昼近くになって集金にやって来ました。集金人は、

「おばあちゃん今日は、ガス工事代金の集金に上がりました。奥さんがおばあちゃんに渡しておくからとおっしゃっていましたが、おばあちゃん判りますか」

と尋ねました。おばあさんは、

「そうですか、でも私はそんな話は聞いていないし、お金も預かっていないんだけど、困ったわねー」

と朝出がけの稲子さんからの頼みをすっかり忘れてしまったようです。集金人は仕方がないか、という顔つきになって、

「奥さんが忘れたのかなー、じゃまた後で出直します」

と言って帰って行きました。稲子さんが会社から帰って茶だんすの引き出しを見ると、封筒に入ったお金はそのままになっています。稲子さんはおばあさんに、

「おばあちゃん、今日ガス工事の集金の人は来なかったの」

と尋ねました。おばあさんは、

「さあどうだったろう、来たような気もするけど」

おばあさんの記憶ははっきりしないようです。稲子さんは工事会社に電話で確かめ、お詫びをするとともに、おばあちゃんの物忘れがこれだけはげしいのは痴呆というほかはなく、これからは自分が注意することにしようと心に決めました。

★　前例と同様短期記憶が障害されたものです。しかし、この例では、忘れた事を指摘されても思い出していませんし、指摘された時の態度も忘れたことに対する正常な感情の表現がありませんので、明らかに痴呆に入っていると考えなければなりません。このおばあさんも、日常的なお買い物や簡単なお料理作りにはほとんど齟齬を来していません。日常的な流れから外れたことで対応出来なくなったものですが、前例との違いはかなり微妙な所があり、痴呆が物忘れの流れの中にあることを示唆しています。

〈長期記憶―近時記憶〉

柿野さん夫婦は、旅行好きで仕事もない気楽な二人暮らしなので、ほとんど毎月のように何処かに出掛けています。おじいさんは、朝ご飯の後のお茶を飲みながら新聞に入ってきた旅行会社のパンフレットを眺めています。そのパンフレットに確か一年前か二年前くらいに行ったような気がする旅館が載っているのですが思い出せません。気になるので、おばあさんに、

「ちょっと見てごらん、この旅館、前に行ったことがあると思うんだけど、違うかなー」

と尋ねました。おばあさんはパンフレットを見て、

「去年の夏に行った芦原温泉の旅館ですよ、温泉も素敵だったじゃないですか。おじいさんはこのところ二～三年前に行った旅館も忘れていることが多くなって困ったもんですねー」

と言いました。

★　長期記憶は年単位の記憶で、十年くらいまでの近時記憶と十年以上の遠隔記憶に分けられます。近時記憶は短期記憶と同様に割合早く、痴呆に入る前から障害されることの多い記憶です。

〈長期記憶―遠隔記憶〉

栗木さんのおばあさんは昔からの専業主婦、おじいさんは十年前に定年退職で仕事を止めてから趣味の盆栽いじりを楽しんで、二人で平和に暮らしています。今日もおじいさんが庭で盆栽の剪定をしている所へおばあさんがお茶を持って来ました。おじいさんも剪定の手を休めてお茶にすることにしました。いつとはなしに二人は自分たちの若かった頃の話になりました。おじいさんは、

「お金に余裕はなかったけど、それはそれで上手に工面して子供たちを結構いろいろな所へ連れても行けたし楽しかったよなー」

と言うと、おばあさんは、

「本当ねー、私たちも若くて元気がよかったから。でも仕事の関係で仕方がなかったけど引っ越しが多くて大変でした」

などと話がはずんでいました。確かに、若い頃の話では二人に記憶の行き違いもほとんどありません。しかし、おじいさんが定年退職した後の話になると、おじいさんが、

「退職してしばらくは毎日何をしたらいいのかが判らないで、夕方になるのが待ち遠しかったなー、私が毎日朝から晩まで家にいると、ばあさんも世話で大変だと思って出来るだけ出掛けるようにはしていたんだけど」

と言っても、おばあさんは、

「そうだったかしら、私は昔のことはよく覚えているんだけど、その頃の事は忘れてしまって困ったもんだわねー」

と答えています。おじいさんも、そういえば最近のおばあさんは若い頃の話ばかりで、ちょっと前のことは話題に上らなくなったと感じています。

★　十年くらい前までの近時記憶は消えやすいのですが、十年以上前の遠隔記憶は遅くまで保たれていて、痴呆に入っても初期にはかなり残っています。お年寄りが昔の話をしたがるのは遠隔記憶がよく保たれているからです。

・記憶の事象による分類

長期記憶は、記憶される事柄によって記憶の保持再生が大きく異なることから、陳述記憶と非陳述記憶の二つに分けられます。

長期記憶

陳述記憶　①エピソード記憶（・・を覚えている）

②意味記憶（・・を知っている）

非陳述記憶　＝手続き記憶（職業や習慣などで身についた記憶）

〈陳述記憶〉

この記憶は、言葉で表現することが出来る事象の記憶で、二種類に分けられます。

一つは、過去の楽しい出来事や悲しい出来事、ショッキングな出来事など、体験したことの記憶で、例えば、旅行に行って楽しかった思い出や入学試験、入社試験に失敗しての落胆の思い出など、それらの思い出は言葉で語ることが可能です。旅行に行ったときのことを覚えている、入学試験に失敗したときのことを覚えている、というように、「・・を覚えている」と表現される記憶で、これをエピソード記憶といいます。

もう一つは、「・・を知っている」と表現される記憶で、やはり言葉での表現が可能な記憶です。若い頃に勉強して覚えた事柄や本を読んで得た知識などで、意味記憶といいます。この種の記憶は最も早く記憶の再生が困難になります。学校で習った事柄が忘れやすいのは、誰でも覚えのあることと思います。

〈非陳述記憶〉

この記憶は、仕事や日常生活の中で覚えた（身に着いた）技能とか習慣とかの記憶です。なかなか言葉で表現するのが難しい記憶で、これは手続き記憶と呼ばれています。この記憶は物忘れや痴呆が相当に進んでも再生が可能で、多くの場合に最後まで残る記憶になります。

〈陳述記憶―エピソード記憶〉

桃田さんのおじいさんが縁側で新聞を見ています。不景気が長く続いて今年は新卒者の就職が難しくなって、とくに高校を卒業する人たちの就職内定率が低くなったという記事に目が止まりました。おじいさんは、

「わしも高校を卒業してすぐに就職したんだが、わしの時代は大学卒よりも高校卒、高校卒よりも中学卒の方が就職口が沢山あったもんだ、今の時代の子供たちは可哀相だね」

と言いました。傍で聞いていたおばあさんは、

「そうそう、私は中卒で就職しましたが就職で苦労した覚えは本当にありません、時代が良かったんでしょう」

と答えました。

★　過去の楽しい出来事や悲しい出来事など、体験したことの記憶で、・・を覚えている、というように、言葉で表現出来る種類の記憶をエピソード記憶といいます。この記憶は年老いても遅くまで残る記憶です。

〈陳述記憶―意味記憶〉

柿川さんの家では夕ご飯が終わって、お父さんは寝転んでテレビの野球を見ていました。そこへ高校一年生の息子が数学の問題を持って来ました。息子はお父さんに、

「お父さん、この問題、僕も解いてみたんだけど答えが合わないんだ、お父さん挑戦してみてよ」

と言います。お父さんは起き上がって、

「どれどれ、見せてみな」

と言って、問題を読み始めました。しばらくして、お父さんは、

「うーん、この手の問題は昔学校に行ってた頃は簡単に解けたんだけど、今はすっかり忘れてしまって無理だなー」

と問題を投げ出しました。息子は、

「お父さんは大学の経済学部を出ているんだから判ると思ったんだけど、会社じゃこんな計算しないから仕方がないか」

と言いながら諦めて自分の部屋に戻って行きました。

★ 陳述記憶の中の意味記憶は、エピソード記憶と同様に言葉で表現出来る記憶なのですが、こちらは、：を知っている、という種類の記憶で、学校で習ったこと、本を読んで得た知識などです。これは早くに消えてしまう記憶で、痴呆にならなくても年を取るだけで多くが消失します。

〈非陳述記憶＝手続き記憶〉

近所に嫁いでいる杉本さんの娘、撫子さんが孫を連れて実家に来ました。娘は、

「おばあちゃん！　私の家のお勝手の棚が壊れたんだけど、おじいちゃん、元は大工さんだったんだから直して貰えないかしら」

と言います。おばあさんは孫の頭を撫でながら、

「うーん、だけどおじいちゃんはこの頃少し呆けてきているし、長い間仕事から離れているから無理かもね、でも一応聞いてみるね」

丁度そこへおじいさんが孫の気配がするので奥から出て来ました。おばあさんは、

「おじいちゃん！　撫子の家の棚が壊れたそうなんだけど、おじいちゃん修理出来る？」

おじいさんはしばらく考えていましたが、

「そうだなー、道具があればやってみてもいいな」

と言います。娘は家の倉庫にいくらかの道具が残っているのを思い出して、

「道具なら大丈夫。じゃお願いしますね」

ということで、おじいさんが棚を修理することになりました。始めてみると、呆けているといわれたおじいさんは、見事な仕事の手順で以前よりも立派に仕上げてしまいました。

★　手続き記憶は、仕事や日常生活の中で身に着いた技能とか習慣とかの記憶で、言語での表現は難しい記憶です。この記憶は「昔取った杵柄」といわれるように、物忘れや痴呆が進んでも最後まで残る種類の記憶です。

年を取っていくと、程度に差はあっても誰でもが記憶に障害が出てきます。痴呆を構成する最も大きな要素は、記憶障害と思考過程の障害です。個人差は大きいかもしれませんが、記憶が障害される順序はおおよそ次のようになります。

進行形の記憶
↓
意味記憶
↓
近時記憶
↓
短期記憶
↓
エピソード記憶
↓
即時記憶
↓
遠隔記憶
↓
手続き記憶

(二) 良性健忘と悪性健忘

年を取ってからの物忘れを、加齢によるある程度生理的な記憶障害と痴呆に伴う記憶障害に分け、前者を良性健忘、後者を悪性健忘と呼んでいます。

これは、良性健忘は年相応な物忘れで、悪性健忘は老人性痴呆に伴う物忘れ（病的物忘れ）、というように質の違った健忘と解釈しているためですが、本当にこの二つは質に違いがあるのか、それとも観察した時期による違いだけなのかを考えてみたいと思います。

教科書的には、良性健忘と悪性健忘は通常、下の表のように分けられています。

・健忘の性格

年を取って最初に自覚する記憶障害は、確かに人名や地名を思い出せないことが多くなる現象です。テレビに出てくる歌手や俳優なども、顔や役柄は思い出しても名前が出てこなくなります。しかし、記憶障害がこの範囲に止まっている間は、ほとんど日常生活に支障をきたすことはありません。しかし、良性健忘にしても悪性健忘にしても、記憶障害の基本は想起障害（再生障害）と考えられますので、想起障害だから良性ということにはなりません。悪性健忘も当初は人名などが思い出せない想起障害でスタートしているはずだからです。下表に書かれてい

表　良性健忘と悪性健忘の見分け方

	良性健忘	悪性健忘
健忘の性格	ほとんどが想起障害で、とくに人名などを思い出せない	想起障害はもちろん、過去の体験など、時には“手続き記憶”まで消えてしまう
学習能力	記銘力障害が少ないので、学習能力は保持される	記銘力障害が顕著なので、学習能力も失われる
見当識障害	障害されることはない	人、物、時間に対する見当識が障害される
健忘の自覚	物忘れを自覚している	自覚に乏しい
日常生活	本人に自覚があるので問題は生じない	困難が生じる
進行	進行しても非常にゆっくりである	進行が早い

る、「ほとんどが想起障害で、とくに人名などが思い出せない」のが良性健忘で、「想起障害はもちろん、過去の体験など、時には手続き記憶まで消えてしまう」のが悪性健忘という区別は、記憶障害の病期の違った状態で比較しているに過ぎないと解釈するのが正しいと考えられます。現在は、軽度の想起障害でしかない記憶障害も、それが進行すれば最後には手続き記憶さえも消えてしまう悪性健忘になることは間違いありません。良性健忘と悪性健忘に質的な違いがあるのではなく、観察時点の違いで健忘の性格に相違が出ていると考えるのが正しいようです。

梨野さんのおじいさんとおばあさんが朝の食卓を囲んで他愛のない世間話をしています。おじいさんが昨日の新聞に出ていた政治家の汚職のことで、

「今回の○○造船が政治家の秘書にお金を渡していた事件の政治家は、元幹事長だったか官房長官だったかの、あの人のようだよ、うーん！名前が思い出せないなあー」

と言いました。聞いていたおばあさんも、

「大体判ったけど、やっぱり名前が出てこないわ。それはそうと、さっきテレビに出ていた人は歌手のあの人、丸顔で可愛いくて何とかという歌を歌っていた人、急には名前が思い出せないけど、その人に似ているよねー。それにしても、お互いに物忘れが激しくなって人の名前がすぐには出て来なくなって困ったもんですねー、痴呆の始まりかしら」

と言います。おじいさんは、

「誰でも年を取れば物忘れは仕方がないし、この後何十年も生きていれば老人性痴呆になることも間違いないのだろうね。でもそこまで生きていなければ大した問題にはならないいんじゃないかな」

と答えています。老人性痴呆という言葉を聞いて、おばあさんは、

「そう言えば、町内の樫雄さん、数年前から物忘れがひどくなってて、奥さんが困っていたようだけど、最近は散歩に行くと言って外に出ると毎回のように迷子になるんだって。先日も隣町の公園でベンチに坐ってぼーとしているのをお巡りさんがみつけて家に連れてきて下さったそうよ。やっぱり物忘れの先には痴呆があるようね」

と言いながら、自分でも少し不安そうな顔になりました。

★ 良性健忘も悪性健忘も、最初は人名や地名が思い出せない所からスタートしています。進行速度に遅速はあっても、質的な違いはないので、いずれは悪性健忘といわれる領域に入るのは間違いないようです。何年あるいは何十年先のことかは判りませんが。

・学習能力

人間は誰でも高齢になると年とともに物覚えが悪くなります。その程度が人によって異なるのは当然ですが、健忘が進めば学習能力が損なわれるのは自然の経過で、やはり記銘力が少し悪くなった、大いに悪くなった、というのは質的な違いではなく、老化による記憶障害の同じ線上にあるものと推測されます。

学習能力が記銘力に大きく左右されるのは当然ですが、しかし記銘力のみで決まるわけではありません。新しく記憶される事柄は、それまでに記憶され蓄積された事柄と結びつけたり、関連させたりすることによって、頭に留めるのが非常に容易になります。したがって、蓄積されている知識が豊富な人は、知識の少ない人よりも新しい事象を記憶に留めやすいことになります。

例えば、病気に関する新しい学説が発表されたとしても、前もってその病気についての知識があるのとないのとでは、新しい学説を記憶に留める難易には大きな差が出てきます。その病気についての知識があれば、その知識に関連させて記憶することが出来ますから、その病気に関する知識を持っていない人よりもはるかに記憶が容易であろうことは理解出来ると思います。

このように、学習能力は記銘力だけに左右されるものではありませんが、記銘力が大きな要素を占めることも間違いなく、その記銘力の衰えは、年を取ると誰でもが物覚えが悪くなったことを自覚するように、老化による記憶障害の延長線上にあると推測されますので、学習能力の障害も老化の流れの中にあるものと考えられます。


松田さんのおじいさんは、珍しく何やら難しそうな本を読んでいます。疲れたなー、と思っていたところ、例によってタイミングよく、おばあさんが、

「おじいさん！　少しお休みしてお茶にしませんか」

と声をかけてきました。おじいさんはさっさと本を閉じて、おばあさんの待つ居間に行きました。おばあさんがお茶を出しながら、

「何の勉強だったの、近ごろ珍しいですね」

と尋ねました。おじいさんは、

「この年になると物覚えは悪くなるし、また覚えたと思ってもすぐに忘れるしで、仕方のないことだけど困ったもんだ。それでも、現役時代の仕事につながることは、その知識にからめて割合簡単に頭に入るんだけど、新しいことを頭に入れるのは容易じゃないよ、根気もなくなったし」

と若い頃と比較して頭が悪くなったのを自覚しているようです。おばあさんは、

「おじいさんも、これからの読書は頭の体操くらいに気楽に考えたらいいんじゃないですか」

と慰めています。

★　物覚えが悪くなるのは加齢による自然現象で、記銘力の障害が高度になれば学習能力が極端に障害されるのも当然になります。

・見当識障害

見当識は、人、物、時間が自分とどのような関係にあるかを認識することです。見当識も記憶を基にして成立しているのは当然ですが、その障害は変化していくものから始まります。例えば、時間の見当識では、変わらない自分の誕生日よりも、月日や季節などのように、変化していく事柄が早期に認識出来にくくなります。

良性健忘では、見当識障害がないことになっていますが、見当識は基本的に記憶を基にして成り立っていますので、記憶に障害があれば障害された記憶の関与する見当識も障害されます。

例えば、人に対する見当識も、顔や姿の記憶、そして過去から現在に至るまで、その人が自分とどのような関わり合いがあったかを了解し記憶していなければ正しく成立しません。ですから、見当識も物忘れがあれば障害されるのですが、普通の物忘れ老人では、障害される見当識が非常に軽微で日常生活に支障をおよぼすことはなく、したがって自らが見当識障害を意識することもなく、また他からも認識されないものと思われます。

簡単に言えば、良性健忘に見当識障害がないというのは、健忘が明らかな見当識障害にまで至らない段階で観察しているに過ぎないのであって、健忘は加齢とともに遅速の違いはあっても必ず進みますから、現在は見当識障害もなく良性健忘と診断されている老人でも、今後何年あるいは何十年か経過して、健忘が高度化すれば見当識に障害が現れるのは避けられないことになります。

楢谷さんのおじいさんとおばあさんが特別な用事もないので、炬燵に入ってテレビを見ています。おばあさんの頭にふと隣のおじいさんのことが浮かびました。

「おじいさん、お隣の松雄さんね、物忘れがはげしくなってと奥さんが言っていたけど、最近はお孫さんが来ても誰だか判らないし、娘さんさえも時には間違うんですって、奥さんが判らなくなることはないらしいけど」

「それは、最初は人の名前や地名が急には思い出せないという物忘れの延長上にあるんだろうけど、人に対する見当識が障害されたからだよ。ところで、季節や場所は判るんだろうか」

とおじいさんもおばあさんの話にのってきました。おばあさんは、

「それが、散歩に出れば迷子になるし、季節もはっきり判らなくなって、今が春なのか秋なのかも区別が出来ないみたい。自分のお誕生日だけは言えるんだけど、年齢になるとあやしいんだって」

と松雄さんの現況を説明しました。おじいさんは、

「それじゃ、人に対する見当識だけではなくて、場所や時間に対する見当識も悪くなっているんだ。見当識は変化の激しいものから判らなくなるというから、変わらない自分のお誕生日は割合遅くまで忘れないんだね」

と言いました。

★　良性健忘には見当識の障害はないとされていますが、悪性健忘といわれる状態の人でも、健忘の始まりでは見当識の障害はなかったに違いありません。

・健忘の自覚

健忘の初期には物忘れの自覚があり、お年寄りが、「最近物忘れがはげしくなって」という話はよく聞かされます。

老人性痴呆は、健忘期、混乱期、痴呆期の三段階に分けることがありますが、少なくとも健忘期の初期には物忘れの自覚は消失してはおりません。痴呆の割り合い早期にみられることの多い「物盗られ妄想」も、なかには自分の置き忘れを自覚しながら、忘れたのをカムフラージュするために

「盗まれた」と表現する場合が多いことも指摘されています。しかし、この場合は作話の範疇に入るもので、作り話をするのは本人に忘れたことの自覚があるからに違いなく、正確には妄想とはいえません。痴呆が進行して混乱期や痴呆期に入れば、忘れたという自覚は消失すると考えられますが、老人性痴呆の場合はかなり病期が進んでも、悲しみや怒りなどの感情は残り、また自分が情況を的確に判断出来なくなったことへの戸惑いもみられますので、場面によっての違いもあるでしょうから、痴呆のどの時期まで物忘れの自覚が残っているかを推測するのは必ずしも簡単ではないように思います。

樫本さんのおじいさんは書道の先生をしています。今日は地区の老人会に講師を招いての講演会が予定されています。おじいさんも出席すると言っていたのですが、それらしい素振りがありません。そこで、おばあさんが、

「おじいさん！　今日は老人会に行くんでしょう」

と言いました。それを聞いて、おじいさんは、

「すっかり忘れていたよ、そう言えば、会場の正面に掲げる演題と講師の名前を書いてくれるように頼まれていたんだ。急いで書かなくちゃー」

と慌てて用意を始めました。おばあさんが早めにおじいさんに教えたので、十分間に合って事なきを得ました。おじいさんが講演会から帰っておばあさんと二人で夕ご飯を食べていると、玄関に人の気配がします。おばあさんが出てみると、玄関にお隣のお嫁さんが何やら荷物を持ってすまなそうに立っています。おばあさんの姿を見ると、そのお嫁さんは、

「申し訳ありません、実は三日も前にお宅への宅配便を預かっていたんです。家のおばあちゃんが留守番をしていて預かったのにすっかり忘れていて言わないもんですから判らなかったんです

が、主人がたまたまみつけまして」

と言いながら、申し訳なさそうに荷物を差し出しました。おばあさんは、

「ご迷惑をかけました。誰でも忘れることはありますから、気になさらないで下さい。却って申し訳ありませんでした」

と言って荷物を受け取りました。お嫁さんはもう一度おじぎをしながら、

「家のおばあちゃん、ただ忘れていただけならいいのですけど、主人に荷物のことを言われても、私はそんな荷物のことは知らない、なんて言うんですよ。本当に言われても思い出さないのか、自分が悪者にされるのが嫌で忘れたふりをしているのかが判らなくて」

と言って帰って行きました。

★　忘れた事への自覚は、物忘れの始めにはもちろんですが、痴呆初期くらいまでは残っているのが普通です。隣のおばあさんも、これまで痴呆症状がなかったとすれば忘れたふりをしているのかもしれません、とすれば、作話ということになります。しかし、作話は本人に作話としての自覚がなければならず、それを確かめるのは難しい場合がほとんどです。物忘れが進行して混乱期になれば多くの場合、忘れた事の自覚はなくなっているものと想像されます。

・日常生活

本人に忘れるという自覚がなくなった場合は、確かに忘れた事への自身での対応は不可能ですから、日常生活に困難が生じるのは当然になります。しかし、良性健忘では本人に忘れるという自覚があるので日常生活に問題がないと一様に解釈してよいかどうかには疑問がありそうです。

本人に物忘れの自覚が残っていて、自らの行動範囲を縮小するなど、自分の物忘れに対応出来る場合、例えば進行形の記憶障害を自覚したときは煮物をしながらほかの仕事をしないで、煮物だけ

に専念する、短期記憶が障害されて電話などの取次に支障を感じたらメモで対応する、買物もメモを作って買い忘れのないようにする、公共の乗り物も乗り換え駅での正確な判断が困難になれば一人では遠出をしないようにするなど、それなりの対策が講じられれば、とくに日常生活では他人の援助を得なくても齟齬は生じないと考えられます。自らの力で環境をやさしくすることで適応出来るという状態です。

一方、物忘れは自覚しているが自らでは対応出来ない状態も存在しそうです。

先述の例で考えれば、煮物をしながらほかの仕事を（部屋の掃除など）していて鍋を焦がした場合、焦げた鍋を見て、火に鍋をかけていたのを思い出し、忘れたことにも気がつくことがあります。この場合、自分の物忘れを自覚しながらも大きな問題と捉えなければ、この次は気をつけることにしよう、という理解になり、結局この次も忘れることになるでしょうから、同じ失敗を繰り返すことは必至で、自分自身では対応出来ず、危険を回避するには他人の援助が必要になり、日常生活で自立しているとはいえなくなります。

電話の取次の場合も、指摘されて取次を忘れたことに気がついても、メモをするという対応が出来なければ繰り返し同じ情況になるでしょうし、出掛けて乗り換え駅が判らなくなっても、あきらめずに一人で出掛けることが続けば、あるいは迷子になってしまうかもしれません。

このように、物忘れを自覚しても自身で適切な対応が出来ない状態もあり得ると考えられ、物忘れを自覚しているからといって必ずしも日常生活に自ら適応出来るとは限らないようです。

物忘れを自覚しながら自分だけでは対応出来ないような情況は、物忘れが自覚出来なくなる前段階にあると考えられ、やはり物忘れを自覚して自ら対応出来る状態と物忘れを自覚出来ない状態とは本質に変わりはなく、観察時期の違いだけで、つながった一本の線上にあるものと理解したほうが合理性がありそうです。

橘川さんのおじいさんが電話機の前で困った顔をしています。

「杉田さんの家に電話すると、ほとんど留守番をしているおばあちゃんが電話に出るんだけど、用事を頼んでも家の人に伝えてくれることがないんだ。そうかといって、夜遅く電話をするのも申し訳ないみたいで困ってしまうよ」

聞いていたおばあさんは、

「そういえば、杉田さんの奥さんが、家のおばあちゃんは前から物忘れはあったんだけど、最近は自分が物忘れするということも忘れて失敗が多くなったんで困っていると言っていました。鍋を火にかけたのを忘れて度々鍋は焦がすし、電話なども必ずメモをしておくようにと言っているのにそれも忘れてしまうんだそうです」

おじいさんは、

「そうだったのか、それじゃ仕方がないから電話は夜、家の人が帰った頃にすることにするよ」

と言って自分の部屋に戻って行きました。

★　自分の物忘れを自覚して対応出来れば物忘れの段階ですが、物忘れを自覚しながら自分の能力では対応出来なかったり、物忘れの自覚がなくなったりすれば、痴呆に入っていると考えなければなりません。

・健忘の進行

物忘れには進行の早い例と遅い例がありますが、またその中間もあります。急速に痴呆が進行した例では、物忘れが始まって二年後には、排泄、衣類の着脱、入浴など生活全般に介助が必要になり、自分の妻以外は家族も識別出来なくなったという事例もあります。

当初は良性健忘と思われた老人が、数年後には完全な痴呆になっている例もあり、一方では何年経過しても、ほとんど健忘の程度に変わりがない例もあります。両者とも、健忘の始まりの短い一時期で観察すれば全く差は認められないはずで、質的にはいずれも脳の老化に起因するもので、良性健忘と悪性健忘の間に差があるのではなく、白内障などと同様に、進行速度の固体差と理解してよいものと考えられます。このように、進行に遅速はあるとしても、また観察した時期によって良性健忘と判断されたり悪性健忘と判断されたりしてはいますが、良性健忘と悪性健忘は一本の老化の線上にあるものと考えて必ずしも間違いではなさそうに思われます。

松尾家では奥さんが夕食の支度をしながらご主人の帰りを待っています。少し遅くなって帰ってきたご主人は、

「ねー、五年くらい前に退職した総務の桜田さん、退職の時は六十五歳だったと思うんだけど、本人も、物忘れが激しくなったからこれからは家でのんびりと暮らすよ、なんて言っていたんだ。それが今では痴呆が進んで自分の奥さんくらいしか判らなくなって、お風呂はもちろん、トイレも一人では出来なくなったんだって」

と今日の会社での話題を奥さんに話しました。奥さんは、

「桜田さん、気の毒に、それにしても進行が早かったわねー。私が知っている人のご主人も物忘れが激しくて困るって奥さんが言っていたけど、それから何年経ったかしら、この前お会いしたら特に変わったふうもなく普通にしてたわよ。物忘れの進み具合は人それぞれで大きく違うのね、どうしてかしら」

不思議そうに言う奥さんに、ご主人は、

「本当だね、でもこの前聞いた話だけど、物忘れの進み具合に個人差があるのは、白内障や老人性難聴と同じなんだって。白内障も老人性難聴も年を取れば誰でも多少は出てくるんだけど、普

通の生活に困るほどになるかどうかは、人それぞれということなんだそうだ。どちらも進みが早くて、六十歳になる前から生活に支障が出る人もいるし、ほとんど自覚症状がないままに終わる人もいるそうだ。私たちも出来れば進みの遅いグループに入りたいもんだけど、これも運のようだね」

と話は運頼みになってしまいました。

★　物忘れの進行に個人差があるのは、いわば運によるものかもしれません。桜田さんも会社を退職する頃は良性健忘だったはずですが。

(三) 健忘の程度による区分

健忘が老化の線上にあるとすると、健忘を良性健忘と悪性健忘に分けるのは合理性に欠けるような気がします。良性健忘と悪性健忘の間に質的な差が見られなかったように、健忘の進行は一つの流れの中にあるので、もちろんその間に明確な区別はないとしても、健忘の程度で分けるほうがいくらかは理解しやすいのではないかと考えられます。

介護福祉士の露子さんは、物忘れについてのお話しが聞けるというので、町で開かれた介護研究会に出席してみました。物忘れについての話が幾つかあったなかで、露子さんは健忘の進行具合を割り合い具体的に表現した、生活指導員の話が判りやすく面白いと感じました。その生活指導員は、健忘の進行度を次のように分けていました。

健忘Ｉ期　＝　テレビなどに登場する俳優や歌手など、顔や役柄は非常によく判るのに、名前が思い出せないことが多くなる。物の名前もとっさには思い出せないことが多くなる。

進行形の記憶にも少し障害が現れる。物忘れ老人の範囲内で、もちろん日常生活には支障がない。

健忘Ⅱ期＝進行形の記憶障害が目立つようになるが、忘れることへの自覚があり、自分の物忘れに自ら対応しての生活が出来る。

短期記憶や近時記憶の障害が始まり、意味記憶の障害が顕著になり始める。忘れることへの自覚がなくなることは稀なので、他人の援助がなくても日常生活に支障が生じることはほとんどなく、物忘れ老人の範囲内と考えてよい。学習能力も保たれてはいるが、物覚えが悪くなっているので効率は落ちる。

健忘Ⅲ期＝進行形の記憶は保持出来ず、意味記憶のほとんどは消失、短期記憶、近時記憶の多くも消えて、即時記憶も障害されてくるが、遠隔記憶の中でもエピソード記憶の一部は保たれている。

手続き記憶は部分的に消失しているが大半は保持されている。見当識障害も現れ始めて、すでに学習能力はほとんど期待出来ない。健忘の自覚もあやしくなり、日常生活も一部援助が必要になる。大体、痴呆の健忘期に相当する。

健忘Ⅳ期＝記憶は一部のエピソード記憶と手続き記憶を残してほとんど消失している。健忘の自覚もなく、見当識も高度に障害されているので、日常生活の多くの場面で援助が必要になる。

混乱期に相当する。

健忘Ⅴ期＝最後まで残っていた手続き記憶もほとんど消失、思考に必要な記憶がなくなることで、思考を経ての判断も存在しなくなる。

表　健忘の程度による区分

	健忘Ⅰ期	健忘Ⅱ期	健忘Ⅲ期	健忘Ⅳ期	健忘Ⅴ期
進行形の記憶	ときに若干障害される	忘れる頻度が多くなる	機能しない	消　失	消　失
即時記憶			少し障害される	ほとんど消失	消　失
短期記憶		少し障害される	多くが失われる	消　失	消　失
近時記憶		少し障害される	多くが失われる	消　失	消　失
遠隔記憶			割り合い保たれている	一部残る	消　失
エピソード記憶			一部は保たれている	大半は消失	消　失
意味記憶		障害が目立つ	ほとんど消失	消　失	消　失
手続き記憶			部分的に消失	一部を残して消失	ほとんど消失
健忘の自覚		自覚していることが多い	ほとんど消失	消　失	消　失
学習能力		効率は落ちる	ほとんどなし	な　し	な　し
見当識			軽度に障害される	非常に障害される	ほとんど保たれていない
日常生活	まったく支障なし	ほとんど支障なし	一部援助が必要	多くの場で要援助	全面的に要援助

空欄はまったく、あるいはほとんど障害がないと考えられるところです。区分の内容についてはかなり大雑把なものですので、今後の検討が必要であろうと思いますが、健忘Ⅰ～Ⅱ期は物忘れ老人、Ⅲ期は健忘期、Ⅳ期は混乱期、Ⅴ期は痴呆期にほぼ該当します。なお、健忘進行の遅速に関しては、個々により大きく相違すると想像されますので項目には取り上げませんでした。

時には、生きるための基本動作である「食物を噛む、飲み込む」という行為さえも忘れてしまうことがある。

痴呆期に相当する。

簡単に表にすると前掲（前頁参照）のようになります。

★ 老人の健忘は、良性とか悪性とかの質的な相違は小さく、量的な違いを主と考えたほうが合理的なようです。今回の区分の内容については、かなり大雑把なものですので、今後の更なる検討が必要と思います。

三、加齢による性格の変化

人間は年を取ってくると多かれ少なかれ性格に変化が生じます。年を取ることによって変わる性格の変化は、元々の性格に左右されるのは当然ですが、環境にも大きく支配されるものと思われます。

以下、いくつかの性格の変化について考えてみます。

(一)頑　固

年を取ると、新しい事を覚えるのが苦手になります(記銘力の低下)。そのために、以前から記憶されている事象を基にしてしか物事を理解したり判断することが出来にくくなります。ですから、一度思い込んでしまうと、他からその思い込みを訂正させるのは難しくなります。それに反し、若者は既存の記憶量が老人ほどに多くなく、過去の記憶にこだわらずに情況の変化を簡単に取り込めますから、考えを変えるのも容易ということになります。

老人の考え方が頑固なのは、老人が自分の流儀で行ってきたことが、これまで何の不都合もなく、しかも、他人からもそれなりに評価されていたという自負もあり、また、思考の速度が遅くなることなどで基本的に老人が変化に弱いこともあって、時代が変わり情況が変化しても、変わった情況に対応して考えや行動を変えるということが難しいのが主たる原因になります。

昔から変わらず続いているような行事やしきたりをそのまま踏襲していく場合には問題は起きないのですが、ほかの人が時代の流れに沿ってやり方を変えようとしても、記銘力が悪くなって新しいことを取り入れるのが困難になっていたり、思考の速度が遅くなるなどで思考の幅が狭くなるのが原因で、考えに柔軟性がなくなるために、老人は思考を変えるのが難しく、頑なに今まで通りを主張し変更に反対する場合が多くなります。

また、老人は何かを始めると、情況が変化して計画の変更が必要になっても、思考が情況の変化に柔軟に対応出来ないことから、適切な計画の変更が難しくなります。思考の幅が狭いために融通がききにくく、一度決めたら変更が出来にくい、すなわち頑固ということになります。

老人の頑固は、要するに、新しいことを覚えるのが苦手になり、思考速度が遅くなって何事にも適応範囲が狭くなるために変化を嫌うことが主たる原因で、古来「老いの一徹」と上手に表現されています。

老いの一徹、頑固が目立つ老人は、どちらかというと若い頃は、几帳面、律儀、負けず嫌いで一生懸命真面目に仕事に励んできた人に多いと思われます。このような人たちは仕事に精力の大半を使ってしまい、家庭での役割を果たしてこなかった場合が多く、仕事から身を退いて家庭に戻っても、家の中に安定した居場所がないことが多くなります。老化が進んで老人性痴呆に入ってくると、このような頑固な人は、他人の行為が自分の意に沿わないと感じることが多く、どちらかというと攻撃的な行動を示す例が多くなるのではないかと推測されます。

楢井さんの両親は七十歳を越えていますが田舎で二人暮らしです。楢井さんの休日、何気なく奥さんが楢井さんの両親のことについて話し始めました。

「先日、田舎のおかあさんから電話があって、この頃おとうさんが頑固になって困るって言っていたわよ。田舎の家、萱ぶきでしょう、そろそろふき替えなければなんだけど、おかあさんが萱ぶきは大変だし、近所もほとんどトタン屋根にしているから今度はトタンにしょうと言ったんだけど、おとうさんはトタン屋根は夏は暑いし冬は寒いから嫌だと言うんだって。確かにそうかもしれないけど、今時萱ぶきなんか出来るのかしら」

楢井さんは仕事の手を休めて、

「私も以前その話が出たときにトタンにしたら、と勧めてみたんだけど、いい返事はしなかったなー」

と困った様子になりました。奥さんは、

「それだけじゃないみたいよ。おかあさんが、ストーブも薪を集めるのが大変だから石油ストーブに替えたいっておとうさんに言ったら、おとうさんは、ストーブは薪が一番いいと言って替えられないんですって」

と言います。楢井さんはそれを聞いて、

「そうだなー、おとうさんは若い頃からその傾向はあったけど、年を取って頑固がはげしくなったようだね」

と仕方なさそうに言いました。

★　老人は、以前からの記憶を基にしてしか物事を理解したり判断することが出来にくくなります。ですから、一度思い込んでしまうと、他からその思い込みを訂正させるのは難しくなります。老人は適応範囲が狭くなっていることもあり、取り巻く環境が変わることを嫌います。それが老人が頑固になる一つの原因です。

(二) 自己中心的

自己中心的にしか思考が進まないということは、言い換えれば、自分勝手で他人に対しての思いやりがないということになります。

思考が自分中心になると、周囲も自分中心に動いていないと満足出来なくなります。小さい子供が家族団欒中などに、自分が中心にならないと機嫌が悪くなるのと同じような心理状態になってしまいます。年を取って幼児に還る現象を類退行現象といいますが、老人にはよくみられるものです。

少し次元の違う話かもしれませんが、アルコールが入って理性や知性による抑制が外れた状態では、典型的に自己中心的になります。酒席で話声が大きくなるのは、お互いに人の話を聞くよりも各々が自分が中心になって自分の話を聞いてもらいたために、全員がほかの人よりも大きな声を出そうとするためで、まさに自分のことしか考えられない、いわば抑制が外れて欲望が丸出しになっての状態です。

理性や知性の発達していない幼児が自分中心にならなければ気がすまないのと、酒に酔った状態とは似ていて、抑制が外れれば心の内部に潜んでいた常には隠されている部分が表に出て来ることになるので、人間が自己中心的なのは本能的なもののように思われます。

知性も理性も基本的には記憶と思考が基になっているはずですから、年を取って再生出来る記憶量が少なくなり思考進行の速度が遅くなってくれば、日常生活の言動で抑制があまくなるのは仕方がないのかもしれません。他人の都合などを考えないで訪問したり電話をかけたりも多くなりますし、結婚式の祝辞なども、新郎新婦に関係のない自分のことや自分と新郎新婦の父親との関係などを、与えられた時間にお構いなく長々としゃべったりします。

思考に時間がかかって臨機応変が難しくなることもあって、車の運転なども道路が自分だけのものであるかのような走行になっている老人も珍しくありません。仕事から離れることで仕事に関連した人付き合いもなくなり、交際範囲が縮小した後も、記憶力が低下して思考の幅が狭くなることで変化に弱くなるために、新しい場面に入り込むのが苦手になったり億劫になるなどで、新たな交際相手を作ることは難しくなります。

とくに、男性は現役時代は職場本位で地域の人たちとの交流が少なかった場合も多く、人付き合いなどの面倒なことは避けて一人で好きなように、どちらかというと閉じこもり的な生活になることが多くなります。

このように、交際範囲が狭く閉じこもり的な生活は、自己中心的な傾向の強くなった年寄りにはむしろ居心地のよい生活環境ということになります。経済的にも、それまで得ていた収入が得られなくなって年金などに限られることで守りにならざるを得ず、必然的に他人への心配りはしにくくなりますが、これは防衛的な自己中心になります。

また、年を取ってくると、理性や知性による抑制があまくなるだけではなく、考え方はもちろん、いろいろな方面での許容範囲や適応範囲も狭くなってきますので、ますます他人のことをおもんばかる余裕はなくなります。

老人は変化に弱く融通がききにくいので、その生活は割合規則性が保たれている場合が多く、その規則性が乱されるのを非常に苦痛に感じますが、それを時には他人にわがまま自分勝手と受け取られることもあります。

このように、年寄りは誰もが自己中心的になりやすい傾向にあり、それは自己防衛上止むを得ない事情の場合もありますが、主として記憶と思考の進行が障害されることで、理性的抑制や知性的抑制の働きが悪くなるのが原因と考えられます。

ほとんどの人が年を取れば多かれ少なかれ自己中心的になりますが、なかでも閉じこもりがちで人付き合いの下手な、どちらかというとわがままな性格の人がよりその傾向が強くなるようです。自己中心的な性格が顕著な人が痴呆になったとき、自分の意図通りに物事が進行しないと、焦燥から暴力的老人になっていくのかもしれません。

桃谷さんのおじいさんはある晴れた秋の日、外出用に身仕度を整えて、おばあさんに声をかけました。

「今日はいいお天気で家に閉じこもっているのは勿体ないから海でも見に行こうか」

海岸までは一時間くらい、おばあさんも家事仕事が終わったところでしたので、

「いいですねー、このところあまり出掛けてないし、海は気分が晴れますから」

と賛成します。すると、おじいさんはすぐに車を車庫から出してきました。

「まだ支度が出来ないの、ばあさんは出掛けるときに時間がかかるんだから、早くしてよ！」

おじいさんは身仕度が出来てからのことですが、おばあさんは家事仕事が終わったばかりです。この頃、おじいさんは自分のことしか頭になくなったみたい、私の都合なんか考える余裕がなくなったのかしら。おばあさんは少し不満に感じましたが、年のせいで仕方がないんだろうと急いで支度

をしました。

「おじいさん！　出発しましょう」

と言って、おばあさんも車に乗りました。おじいさんは何事かぶつぶつ言いながら車を発進させました。間もなく国道に出ると、お天気のよいせいもあり、結構車は沢山走っていました。おばあさんは、

「行楽日和のせいか今日は車が多いですねー、事故に注意してね」

と言いながら景色を眺めています。おじいさんは、

「この道路は制限時速が五十キロなのにみんな早く走っているなー、私は法規を守ることにするよ」

と制限速度を守って走ります。しかし、道路は片側一車線で追越し禁止、おじいさんの車に車の流れは分断され、おじいさんの車の前方にはほかの車の影はなく、後方には長い車の列が出来てしまいました。おばあさんは、

「法律を守る事は大切だけど、ほかの人達と協調して車の流れに乗らないとみんなの迷惑にならないかしら」

とおじいさんをあまり刺激しないように注意をしました。おじいさんは、

「悪法でも法は法というじゃないか、私は自分の流儀を曲げたくないね」

おばあさんは、これ以上言っても仕方がないと考えて黙っていました。しばらくして車は横道に入り、道路幅が極端に狭くなったところで交差点にかかりました。おじいさんは速度は落としましたが、そのまま交差点を横切ろうとします。丁度そこへ横の道から車が来て危なく衝突しそうになりました。その車の運転者も老人で、お互いに自分優先の運転をしていたようです。おばあさんは、

「おじいさん！　道路は自分一人のものじゃないんだから気をつけてね」

と言いましたが、おじいさんは、
「向こうが止まらないからぶつかりそうになったんだ」
と反省の気配がありません。おばあさんは、多分相手の老人も同じように考えているんだろう、と思いました。

★　年を取って思考の進行速度が遅くなることと思考に必要な記憶がとっさには利用出来にくくなることで、思考範囲が狭くなり、また理性や知性による抑制があまくなるために、おばあさんの情況を考えてあげることも出来ず、思考に柔軟性がありませんから自分の考えと違ったほかの人と協調することが難しくなります。交差点で左右の確認が十分でなかったのも、思考範囲が狭くなって自分以外の事柄を考える余裕がなくなっての行動と推測されます。

(三) 依存的

多くの男性は、社会の第一線で活躍している間は仕事の成績や社会的な地位の向上を目標とし、またそれを生き甲斐として頑張っています。そのために、定年退職などで第一線から退くと一挙に役割や目標とともに生き甲斐さえも失ってしまうことになります。

前もって退職後の目標や生き甲斐になる趣味などの準備が出来ている人はいいのですが、ほとんどの男性は仕事一途で、在職中にはそのような準備をする精神的あるいは時間的余裕がないのが普通です。

その大小は兎も角として、目標がなければ人間は生きていけません。第一線から退いて目標を失った男性が新たに生き甲斐になるような目標をみつけることは、能力に陰りのみえた年寄りには、その人生の残りが多くないこともあってなかなか困難になっています。

役割がなくなり、目標や生き甲斐の持てなくなった老年男性の多くは元気と意欲を喪失し、必然的に閉じこもりがちな生活になってしまいます。しかも、一般的に男性は家庭内での自立性は高くないのが普通で、結局は誰か(ほとんどが妻でしょうが)に頼っての生活にならざるを得ません。元気のなくなった年寄りの男性が家にいる時間が長くなっては居場所の確保も難しく、場合によれば「ぬれ落葉」的な存在になってしまいます。

男性が年を取ると元気がなくなるのに反し、女性は家庭の中での役割が主であるために急激な生活の変化がないためか、年齢を重ねても割り合い元気を保ち続けられるようです(老年男性は妻を失うと一挙に元気がなくなって、しかも、再び元気を取り戻すことは少ないのに、老年女性は夫を失っても一瞬元気がなくなるだけで、間もなく元気になる例が多いのをみると、必ずしも役割の喪失などだけが原因ではなく、年を取っても元気なのは女性そのものの特質でもあるようにも考えられますが)。

年を取って依存的になるのは、退職などで役割や目標を失って元気のなくなった老年男性がほとんどで、割り合い元気が保たれていることの多い老年女性が依存的になる事例は稀なようです。年を取って依存的な生活が目立つ人は、元々向上心に燃えて仕事に打ち込んでいたというタイプではなく、とりあえず与えられた仕事は何とかこなしてきたという人と、逆に仕事一途に頑張り過ぎたために家庭での役割を持てず、退職した途端、一気に活力を失ってしまうタイプがあります。

このような人たちが年を取って知力や体力の衰えを自覚すると、ますます前向きな姿勢を失い、依存的な生活態度は強化されてしまいます。依存心の強い人が痴呆状態に入ると、依存する相手を確保し独占しようとする思いが強くなって、男性老人の妻へのしがみつきや嫉妬妄想に発展していくのではないかと想像されます。

元気のよい女性老人は、嫉妬妄想にはならずに物盗られ妄想になりやすいのですが、詳細は妄想の所でそれぞれ述べることにします。

椿さんの家では夕食が終わり、家族が賑やかに話をしています。息子の嫁が何げなく、

「おとうさんももうじき定年になりますねー、長い間ご苦労さまでした。いっぱい働いて下さったんだから、これからは少しゆっくり体を休めて、おかあさんと旅行にでも行って下さい」

とおとうさんをねぎらいました。おかあさんも、

「そうねー、うちのおとうさんは真面目人間で、ほとんど会社を休むこともなかったし、忙しいで一緒に旅行に行ったこともなかったわね。これから時々は二人で出掛けることにしましょうか」

と相槌を打ちます。おとうさんは定年という言葉に、寂しさを感じたようでしたが、

「そうだね、私はどちらかというと、会社人間でおかあさんには迷惑をかけたから、これからは出来るだけおかあさんと一緒に出来ることを探すよ」

と言います。黙って横で聞いていた息子は、

「男は会社を止めると急に元気がなくなるそうだから、おとうさんも気をつけてよ。ほら、角の梅木さんのご主人、二～三年前に定年になって、毎日家にいて所在なさそうにしているんで鬱陶しくて困るって奥さんが話していたでしょう。この頃はだんだんひどくなって、奥さんに頼りっきりで奥さんがいないと食事も満足に出来ないらしいよ。仕事以外に趣味もなかったようで何かをしようという気が起きないらしいんだ。この前、駅裏の通りで会ったけど、すっかり老人になっていたなー、おとうさんも仕事一途であまり趣味もないようだから気をつけてね」

ちょっと心配顔になって、このように言う息子におとうさんは、

「そうなんだ、梅木さんのご主人のような人は珍しくないんだよ。私の会社の先輩でもそんな話

は沢山あるよ、会社を止めて目標や役割がなくなって、何をしたらいいのかも判らなくなるらしんだ。人間、目標や役割がないと生きていくのは難しいんだろうね、おとうさんも少し遅くなったけど、頑張って目標をみつけることにするよ」と少々頼りなさそうに言いました。

★　女は家庭での役割が急に変化することは稀で、その上、年を取っても元気を失わない特質があるようですが、男は定年退職などで仕事がなくなると、一挙に目標や役割を失って急に元気がなくる例が多いようです。稀には、生活の糧を得るための仕事から解放されて自分の得意分野に打ち込んで、仕事をしていたときよりも元気になることもありますが。いずれにしても、目標を失うと有意義に生きることは難しくなるのは間違いなく、そして、年を取ると新しい目標を見いだすのは、多くの場合に至難であることも間違いないようです。

(四) け　ち

年を取って仕事から引退してしまえば、収入は年金などが主なものになり、それなりの生活が必要になります。退職金その他の貯えがあっても、老人は今後何年生きるかが判らないこともあり、貯えられているお金には出来るだけ手をつけたくないものです。自分の体力や健康状態に必ずしも自信の持てなくなった老人にとって、お金は心の安定に大きな役割を果たすことになります。

とくに「けち」でなくても、日常生活で節約を心がける老人が多いのは当然で、場合によってはそれを「けち」と受けとられてしまうこともあると思います。とくに本来の性格が几帳面な人は節約を実践する傾向が強くなるようで、行き過ぎれば「けち」と表現されてしまいます。

老人は自分自身を含めて(体力や知力の低下で自信がなくなる)、頼れるものが少なくなることで、少しでも頼れるものを残しておきたいという願いから、「けち」になっていかざるを得ない側面も否定出来ません。

とくに、今の日本はデフレスパイラルとやらで不景気が十年以上も続いて、年金の支給年齢が引き上げられたり減額が取り沙汰され、老人医療も七十歳から七十五歳になって、ほとんど形骸化されました。しかも、老人を含めて医療費の自己負担が増額されましたが、これらの現象は人々の将来への不安感を大きくしますし、ことさら収入増が望めない老人では、支出については慎重になると思います。このような状況下で老人がますます支出に慎重になるのは、老人の気持から考えれば当然で、「けち」と表現するのは当たらないように思われます。

ほとんどの老人は、子供や孫にお小遣いを上げたり何かを買って上げたりすることに大きな喜びを感じるもので、本来、老人は「けち」ではなく、老人の「けち」は将来への不安から止むなく支出に臆病になっているに過ぎないと考えられます。

小さな八百屋を営む老人夫婦が、店の後片づけをしながら世間話をしています。二人とも年を取ってきたし、近所にスーパーが出来て店の売り上げも減るばかりなので、そろそろ店じまいも考えています。おじいさんは、

「このままでは利益もなくなってきたし、年のせいか仕事の疲れもひどくなってきたから、この店も止める方向で考えないと」

とぼそぼそ言いました。おばあさんは、

「そうねー、おじいさんも長い間頑張ってきたけど時代の流れもありますし、私たちも年だから。でも、あまり貯えもないから年金暮らしになるけど、国民年金だけじゃ少し心細いわね」

とちょっとだけ心配顔になりました。おじいさんは、

「まあ仕方がないさ、二人の年金を併せれば何とか飢え死にもしないだろう。そう言えば、向かいの楡野さん、退職してだいぶになるけど、この前、町内の役員がお祭りの寄付を貰いに行ったら、去年までは二千円出していたのが今年は五百円に減ったそうで、その人は楡野さんが年を取って「けち」になったようだ、と言っていたよ。私はけちになったのではなく、年金生活で自分を守るためには仕方がないことだと思うけど。私たちも店をやっている今は、お客さんになってくれている町内の人への感謝の気持ちで頑張って寄付しているけど、止めれば当然少なくしなければならないんだけど、けちだと思われるかもしれないね」

とやりきれなそうに言いました。おばあさんは、

「他人に何と思われても、自分を守らなければならないし、少しでも余裕があれば孫にお小遣いも上げたいし、年を取ればお金しか頼りにならないものね」

と言うおばあさんの声を聞きながら、おじいさんはお風呂に向かいました。

★　年金生活になると、老人は今後何年生きるかが判らないこともあり、貯えには出来るだけ手をつけにくくなります。体力や健康状態に自信を持てなくなった老人にはお金が何より頼りになると感ずるからです。必ずしも年を取って「けち」になるのではなく、自己防衛として止むを得ないものと考えるほうが当たっているのかもしれません。可愛い孫などに対応する場合は、その自己防衛の精神さえも崩れるようです。

(五) 短　気

多くの人が年を取ると気が短くなるといわれます。老人は体力的な衰えが原因するのか、根気が続きませんし、集中力も長続きしません。年を取ると神経の伝達速度が遅くなるために、動作と同

様に、思考の進行に時間がかかるようになって判断が遅くなります。そのために、自分のペースを乱されたとき、行為の修正に必要な判断に至る思考の途中で、判断に到達しないことへの苛立ちが生じて、その感情が表出することがあり、これが年を取って短気になる大きな原因の一つと考えられます。

判断と動きが遅くなりますので、平素自分のペースで生活しているときは他人からみると何となく気長にみえるのですが、ペースを乱されるとその修正が容易でないことから、自分のペースを乱されるのをひどく嫌います。ですから、ペースを乱されると苛立ちが生じやすく、他人からも短気にみえるようになります。

老人がゆったりとしているようにみえるのは、老人は思考の進行に時間がかかり、しかも動きが鈍くなっているからで、必ずしも落ち着いているからではありません。

年を取ると体の動きも自分の思ったようにならないことが多くなり、何をするにも時間がかかりますし、体力は低下、耳も遠くなり、視力も落ちてきますので、いらいらの材料には事欠きません。このような日常生活の不自由さはストレスになりますが、老人とていらいらのたびに怒りを爆発させているわけではなく、許容量内では感情を表に出さないで我慢が出来ています。

しかし、丁度許容量を越える時期に、小さくとも不満に感じる出来事が発生すれば、その出来事を契機にして感情の爆発が起きることになります。しかも、老人の我慢の許容量は小さくなっていますので、爆発は日常的に起きることになります。このような爆発は、思考の進行が遅くなったり思考の幅が狭くなることで、変化する周囲への対応が出来にくくなったり、また我慢の許容量が小さくなっていることが基にあって、小さな不如意の積み重なりが最終的に大きな不満になって爆発するものですから、他人からは爆発するときの原因がとくに大きな出来事とは認識出来ず、ただの怒りっぽさや短気と受け取られてしまうことになります。

このような短気が痴呆になって増幅されると、興奮しやすくなったり怒りっぽく攻撃的になったりするであろうことは容易に想像されます。

樫木さん夫婦は、子供たちも成長して手のかからなくなったこともあり、休日に久しぶりに二人で釣りに出掛けました。お魚はお腹が空いていなかったのかほとんど反応がなく、樫木さんはぼんやりと動きのない浮子（うき）を眺めていました。傍にいた奥さんも退屈になったのか、

「おとうさんは気の長いほうじゃないのによく我慢が出来るわねー」

と話しかけてきました。樫木さんは、

「釣りばかりは気の短い人でもじーと我慢が出来るもんだよ。ところで、うちのおじいさん、この頃少し怒りっぽくなったような気がするんだけど」

と日頃気になっている自分の父親について奥さんに問いかけました。奥さんはしばらく考えてから、

「そうなの、普段はゆったりとしていて気長になったように見えるんだけど、おかあさんが一緒に出掛けるときやお風呂に入るときなどに、ちょっと急がせると怒り出すことが多くなったわね。最近目立って耳も遠くなったようで、おかあさんの言っていることがよく判らないせいもあるのかも。でも、私には怒ったりしないわよ」

奥さんも気づいていたようです。樫木さんは、

「自分のペースで動いているときはいいんだけどなー、気が長くなったのか短くなったのか判らないね」

と、父親の行動に戸惑っているようです。

★　老人がゆったりとしているようにみえるのは、老人は思考の進行に時間がかかり、しかも、神経の伝達速度が遅くなることもあって、動きが鈍くなっているからで、必ずしも落ち着いているか

らではありません。判断の修正に時間がかかりますますから、自分のペースを乱されると苛立ちが生じやすく、傍にいる人には短気にみえます。

(六) 疑い深さ

年を取ると記憶力や記憶が基になる知力も衰えてきます。そして、老人はある程度自分の衰えを自覚しています。

役割も目標も持てず、心身の機能が低下した老人は、社会からも家庭内でも、疎外され孤立するのではないかという危惧を抱きやすくなります。老人が家庭内で疎外されていると感じてしまえば、疎外している人たちが自分のことをどのように考え、今後自分をどのように処遇していくのか、邪魔者として虐待するのではないだろうかなど、元々ひがみやすくなっている老人は疑いを持つようになります。

このような疎外感から疑いを持つ原因に、耳が遠く聞こえが悪いことも関与します。自分の周囲での会話が聞き取れないために、知力の衰えや思考の障害と相俟って、情況の正しい把握が出来ずにあらぬ疑いを持ってしまうことがあるからです。

反面、老人は広く物事を考えることや迅速に思考を進めることが出来にくくなるために、考えることそのものが億劫になって、他人の話を疑いもなくそのまま受け入れやすくなる傾向があります。老人が訪問販売の口車に乗って騙されたという事例が多いのは、勧められている商品についての知識に乏しいこともありますが、思考の進行速度が遅く、なかなか判断にまで到達しないために、考えるのが面倒になり販売員の言うことをそのまま受け入れてしまうためです。

老人が疑い深くなるときのほとんどの場合は情況把握が正しくないからなのですが、疑い深いのも信じやすいのも、どちらも思考に問題が生じたために自ら考えることそのものを避けてしまうことも大きな原因になります。しかし、老人は疑い深い要素よりも信じやすい要素のほうが大きく、どちらかというと騙されることが多いようです。

子供に家を新築しての同居を提案され、今後は同居の子供に面倒をみてもらえると考えて、持っているお金を全部出して新築に協力したら、同居した途端にひどい扱いをされて途方に暮れているという話や、宗教に入信して、その宗教団体に持っている財産の大半を寄付してしまい、その後の生活に困っているなどの話は、ともに信じやすいところから発生しているものと思われます。不必要な疑い深さや行き過ぎた信じやすさは、ともに思考から判断に至る過程に問題があって生まれるもので、生理的な老化現象の一つと考えられます。

杉尾さんは二十四時間営業のコンビニを経営しています。比較的お客さんが少なく手の空いた時間に食事を摂る関係で、どうしても食事時間が不規則になります。同居の両親は規則正しい生活をしていますので、奥さんが夕食なども早めに作って食べてもらっています。両親が家族と一緒に食卓を囲むことはほとんどありません。今日も店が忙しくて、杉尾さん夫婦は遅い夕食を摂っていました。そこへおばあさんが顔を出しました。奥さんが、

「おかあさん、眠れないんですか、お番茶でもいれましょうか」

と尋ねました。おばあさんは、

「そんなことはないんだけど、この頃おじいちゃんが少し変みたいなの。今も私たちに内緒で自分たちばかり美味しい物を食べているんじゃないかなんて言うのよ。私がそんなことはありませんよって言ったんだけど承知しないから、じゃ見てきてあげるって言って出て来たのよ。困ったもんだわねー」

と困り顔をしています。それを聞いて、奥さんは、

「そういえば、近頃おじいちゃんが、わしは何も出来ない役立たずだなー、なんて度々独り言のように言うのよ。私が、そんなことありませんよ、おじいちゃんは沢山働いて家を支えてきたんだから、これからはゆっくり好きなことをしていて下さいな、とは言っておいたんだけど」

とおじいさんが役割がなくて寂しがっている様子を話しました。聞いていた杉尾さんは、

「そうか。仕方がないことなんだけど、最近一緒にご飯を食べることが少なくなって、おじいちゃんは寂しいのかな、これからは何とか一緒の食事を増やすようにしなくちゃーね。それにしても、おじいちゃんは年を取って疑い深くなったのかなー、別に仲間はずれにしているわけじゃないんだけど」

とおじいさんを思いやります。おばあさんは、

「おじいちゃんは、何にも出来ない自分がこの家の邪魔者になっているんじゃないかと考えて僻んでいるのかも、年寄りは僻みっぽくなるっていうから。でも、おじいちゃんは、疑い深くなったかと思うと、そうでないときもあるのよ、先日もいつも来る株屋さんが来たときは株屋さんの話に感心して、あんたにまかせるからいいようにして、なんてすっかり信用していましたからねー」

おばあさんにはなかなか現在のおじいさんが理解出来ないようです。

★　年を取ることで誰でも記憶や思考に衰えがきます。自分の衰えを自覚し、そのうえ役割や目標を失った老人は、社会ではもちろん、家庭内でも疎外され孤立するのではないかという危惧を持ちやすくなります。そして、視力や聴力に障害があれば正確に情報が掴めないこともあって、なおさらあらぬ疑いを持ったり僻みっぽくなったりします。

（七）自発性の低下

人は、基本的にそれぞれが役割と目標を持っていないと生きていくことは難しいものです。役割には多くの種類があります。例えば、会社に勤めていれば会社での役割があり、それは営業の役割かもしれませんし、経理の役割かもしれません。あるいは、課長、部長、社長としての役割かもしれません。新入社員のお茶汲みもそれはそれで立派な役割に違いありません。

会社での仕事が終われば、住人として隣近所での役割もあるでしょうし、家に帰れば、夫や妻としての、また父親や母親としての、あるいは親と同居であれば子供としての役割があるかもしれません。

まだまだ数えきれないくらい多くの役割があると思いますが、私たちは必ずしも意識せずに沢山の役割をこなしていることになります。これらの役割は年を取ると必然的に少なくなります。退職すれば、それまで沢山あった職場での役割がなくなりますし、子育ての役割、女性はお嫁さんが来れば家事の役割も少なくなります。役割の減少は自ずと積極的な行動から遠ざかることになってしまいます。

また、目標も役割と同様にその種類は少なくはありません。仕事上での目標、家庭内での目標、あるいは自分だけの個人的な目標もあると思います。しかし、年を取ると生きていくうえでなくてはならない目標が持ちづらくなります。

職場にいたときに持っていた仕事達成の目標も地位向上の目標もなくなりますし、役割と同様に、子育ても終わってそれも目標にならず（親にとって子育ては、役割であると同時に立派な子供に育てるという目標でもあります）、家のローンも終了して借金返済を目標にすることも出来ません。新たに目標を設定したくても自分の知力や体力に自信の持てなくなった老人は、長期目標はもちろんのこと、中期目標の設定にも躊躇してしまいます。

若い頃と違い（実は、若くてもいつ自分の人生が終わるか判らないのは同じなのですが、若い年代では気持ちのうえではそのようなことを意識しない）、老人はいつ自分の人生の終わりが訪れるかの危惧がありますから、必然的に長期目標を作ることは無理なのですが、中期目標を設定出来てその目標に向かって歩いている人は幸せで、多くは短期目標の設定にも苦慮しているのが現状ではないかと思います。

目標がありませんと、何かに向かって頑張るということが出来なくなりますし、頑張ることを放棄してしまえば、その時点で進歩は止まってしまいます、というよりは、心身全体が廃用症候群に陥って退化の方向にのみ進むことになります。

男性老人は退職後、心身両面で自分を支えていた役割や目標を急激に失って意欲を喪失、廃用症候群に向かって一目散という例が多いのですが、女性老人は家庭での仕事が主で急激な変化がないことと、女性は年を取っても元気を持ち続けられる特質がありますから、男性老人ほど急激に積極性を失うことは少ないようです。

女性が年を取っても元気を失わないのは、女性の特質でもありましょうが、迎えた嫁への対抗心（敵愾心？）も味方しているのかもしれません。その内容に関しては若干の差し障りが危惧されますので想像におまかせすることにします。あるいは、これも考えようによっては、女性老人は元気がよくて男性老人は元気がないという表現の一つなのかもしれません。

年を取るということは喪失を重ねることでもあります。

親の死に始まって近親者や配偶者の死はもちろん、子供たちの独立も一種の喪失と考えられますし、退職とともに居住地を移動して、近隣の友人知人との別れがあるかもしれません。そして、配偶者の死は、夫として、あるいは妻としての役割を失うことであり、子供の独立は子育ての役割を失うことで(子供の独立は良いことなのですが)、喪失のなかでも仕事の喪失とともに与える影響の大きな喪失になります。

自分自身の知力や気力、体力も若い頃のようではなく、生活環境への適応能力が低下することで新しい情況に馴染むのが難しくなってから、このような喪失体験をして、それに適応していかなければならないことになります。老人はこのような事態に、あるいは戸惑いを感じながらでも対応していくことになりますが、老人の苦手とする変化の度合いが大きく、また自身の能力の低下もあり、変化する環境に適応して生きることは困難を極めるに違いありません。

このような老人にも親として、あるいは祖父母としての果たすべき役割はあるのでしょうが、それさえも難しくなっているのに、新たに目標を作るなどはほとんど無理と考えざるを得ません。

老人の自発性が低下するのは、役割と目標、特に目標がなくなることが最も大きな原因です。難しいことではあり、長期目標は無理としても、中期目標を持つこと、それが出来なければせめて短期目標を持つようにすれば、いくらかでも自発性の低下を防げるのではないかと考えます。

自発性の低下したお年寄りが老人性痴呆になったとき、より積極性や頑張りがなくなることで、ぼんやりと一日を過ごすだけということになるのはある程度自然な道筋のようです。

椿田さんは一流商社を数年前に退社しました。商社に勤めていたときはバリバリの有能商社マン、いわゆる会社人間でした。夜は接待などで遅くなり、お休みの日にも接待ゴルフなどで趣味などを楽しむ余裕は皆無、というよりは仕事自体を楽しんでいたようです。会社を止めてからは一挙にすることがなくなって、お天気の良い日にお散歩に出掛ける以外は本や新聞を読むことくらいしかしなくなりました。奥さんが、

「たまには二人で旅行にでも出掛けてみませんか」

と誘ってもあまりいい返事は返ってきません。夕食時に心配した息子が、

「おとうさん、趣味でも何でもいいけど、やりたいことはないの？　仕事は充分してしまったから好きなことでいいと思うんだけど、おとうさんが昔から言っていたように、目標を持たないと人間は生きていけないよ」

と言うと、息子の忠告に椿さんは、

「わしも判っているんだけど、会社にいたときは沢山あった役割や目標もなくなったし、新しい目標を作ろうにも先が短く感じられて難しいんだよ。会社人間でろくな趣味もないしねー。それにしても、おかあさんは元気だね、女は年を取っても活力を失わないように出来ているのだろうか。そういえば、隣のご夫婦も、おじいちゃんはすっかりしょぼくれたのに、おばあちゃんはますます元気になって、女同士でカラオケだの旅行だのって羽をのばしているようだよ。お前も今のうちから生き甲斐になるような趣味を作っておいたほうがいいぞ」

と、もはや自分のことは諦めたかのように、逆に息子に忠告しています。奥さんは、

「テレビでどなたかが言っていたわよ、男は年を取ると家に閉じこもりたがる人が多いけど、外に出ることがいいんだって、外に出れば何かしら刺激になるような出来事が必ずあるんだから。とりあえず、旅行に行くことを目標にしたらどうかしら、おとうさんの場合は努力目標になるかもしれないけど」

というところで一応の結末になりました。

★　人は基本的に役割と目標がないと生きていくのは難しいものです。しかし、年を取ると先が短いことを自覚しますので、新たな生きる目標を作るのは至難になるのも事実です。とくに男性老人は仕事を止めると、心身両面で自分を支えていた役割や目標を急激に失って意欲を喪失、廃用症候

群に向かっていく例が多いようです。

(八)うつ状態

たびたび述べているように、年を取ることは役割の喪失、目標の喪失、近親者や配偶者の死など喪失の連続であり、その喪失によって変化した環境に適応して生きることが求められます。

老いは同時に、身体的な障害も多くなって適応能力が低下、精神的にも肉体的にも自分自身に自信を失いがちになっています。そのような状態で、激変する環境への適応を迫られますので、精神的なストレスは想像以上のものになります。老いを素直に受け入れて、それなりに適応していければよいのですが、ストレスが許容範囲を越えれば精神的或いは肉体的な破綻を招いてしまいます。

落ち込みが激しく、意欲が低下し、食欲低下や不眠という症状が出てきたら、抑うつ状態と考えなければなりません。

目標が作りにくいこともあって先に明るい展望が見いだせず、過ぎ去った過去を思い出しては後悔の念に陥ります。後悔の材料は当然経過した年数とともに増えてきますから、老人にとって後悔の材料が枯渇することはありません。

昔、自分が言ったり行ったりした小さな嫌な出来事が次々と思い出され、それが積み重なって気分を落ち込ませたりもします。小さな幸せの積み重ねを大きな喜びと感じるように、とはよく言われますが、老人は小さな嫌な思い出の積み重ねが大きな落ち込みにつながることが多いのです。あの時に別の選択をしていたら今のような悪い情況になってはいなかったのでは、などと考え始めたら際限のないことは明白です。

過ぎ去った長い年月の間には、数えきれないくらい多くの場面で選択を迫られ決断してきているはずですから、その中にはベストを選択した場合もあるでしょうが、その場面ではベストを選択したつもりでも、結果として間違った選択をした場合があるのは仕方がありません。運が絡むことも多いでしょうから、長い人生での幾多の別れ道で、全部正しい選択をするなどはあり得ないからです。

結果的にうまくいかなかった過去の判断を後悔しはじめたら際限がないことになります。役割が少なくなる、目標が持てなくなる、喪失の連続である、身体的な障害も多くなる、そして、後悔の材料に事欠かないということですから、気分が落ち込む、さらには抑うつ状態になる老人が多いのは自然ということになります。

もちろん、高齢になっても前向きに目標を持って溌剌と生きている人たちもいなくはないので（定年退職などで仕事を止めてから自分の得意分野に向かって進むことも出来るし、現実にそのような人たちもいます〈注①参照〉）、やはり元々の性格がどちらかというと、依存的で自発性に乏しく、落ち込みやすい人が年を取ったときに抑うつ傾向になることが多いと考えられます。

老人に抑うつ状態になる人が多いのは、老人に自殺者が多い現実をみれば明らかですので（日本では、自殺者全体の約二十五％が六十五歳以上の高齢者です）、沈み込んだ年寄りをみたら注意が必要と考えます。

このようなお年寄りが痴呆になれば、当然激しい抑うつ症状に陥ることがあるものと想像されます。

梅木さんは最近なかなか布団から出てきません。目は早くに覚めているのですが、起きる気にならないのだそうです。奥さんが心配して、

「おじいちゃん、この頃元気がないみたい、どこか具合でも悪いの？」

と布団の中の梅木さんに尋ねました。梅木さんは、

「別にどこも悪くないけど、起きてもすることもないし、邪魔になるだけかと思って布団から出ないんだ」

と言いながら、それでも起きだしてきました。奥さんは、梅木さんの元気がないのが目立つようになったのは、近所に住む親しくしていた同級生の一人が急に亡くなってからではないかと考えていました。そこで、

「おじいちゃん、目が覚めてからお布団の中にいると嫌な事を思い出して考え込んでしまうから、起きて庭にでも出てお日さまに当たると気持ちいいわよ」

と言いながら、そういえば、この頃の梅木さんがあまり食欲がないのにも少し心配になりました。それでも、午後になるといくらかは元気が出て、植木の手入れなどをしてはいます。

★　年を取ることは役割の喪失、目標の喪失、近親者や配偶者の死など、喪失の連続であり、自身でも身体的な障害を持つ場合がほとんどです。また、過去を振り返れば、後悔の材料に不自由はしません。先の目標を持ちにくい老人が抑うつに陥るのは自然なのかもしれません。なお、抑うつは朝に症状が顕著になりますが、これは、眠りが抑うつを増強させることも一つの原因と思われます。また、光、とくに太陽の光はうつ状態の改善に効果がありますので、うつ状態の老人が朝の日光を浴びるのは合理的と考えられます。

以上、幾つかの老化よる性格の変化を考えてみましたが、その変化は年を重ねることによってだけ現れるのではなく、元々の性格を環境が修飾することで作られる部分も多いようです。

注①　人間は誰でも幾つかの得意分野を持って生まれてきます。しかし、誰でもが自分の得意分野

を生業として生きているわけではありません。むしろ、自分の得意分野をみつけることが出来ないとか、生活のために止むなく得意分野以外の仕事についている人のほうが多いのが現実と思います。自我は自分を自己として認識しているものですが、また心的エネルギーを最大限に使って精神の発達と統合、個性化を計って自己を高め表現しようとしています。最も有効な形で心的エネルギーを使うために、自我はそのエネルギーを分散させずに、持っている機能の中から幾つかを選んで重点的にエネルギーを注ぎ発展させていこうとします。

自分の得意ではない分野を生業とした場合、その分野で発展していくためには得意分野を生業とした場合よりもはるかに多くの心的エネルギーを費やさなければならないことになります。結果、残りのエネルギーが少なくなって、本来の得意分野はエネルギーを貰えませんから、表面に出られなくなり無意識の中に閉じこめられてしまいます。頑張りながらも仕事であまり成功しなかった人たちの多くには、この無意識のなかに閉じこめられた分野のなかにその人の最も優れた才能が入っている可能性が大きいと推測してよいのではないでしょうか。退職後などに無意識のなかに閉じこめられていた優れた才能がみつかれば、仕事にはもはやエネルギーを費やす必要はなく、心的エネルギーの大半を、見つけた才能に振り向けることが出来ますので、ときには大輪の花が開くことになります。

四、加齢による知性の変化

梨元さんは定年退職して五年が経ちました。これまでは山登りなどに生き甲斐をみつけて充分に余裕のある時間を使って山歩きを楽しんでいました。しかし、七十歳の声を聞いた昨年あたりから登山後に膝が痛みだしましたので、そろそろ登山を諦めて家で出来ることを新たにみつけようと考えるようになりました。丁度、孫のすみれさんが新しくコンピューターを買って、これまでのコンピューターが要らなくなったというので、それを貰って挑戦することにしました。

まず、梨元さんはすみれさんの持ってきた説明書を読むことにしました。説明書はいかにも厚々としていて面倒くさそうです。一応手にとって読み始めてみましたが、梨元さんは到底無理と悟って説明書を読むことは諦めました。そこへ、すみれさんが来て、

「おじいちゃん、説明書なんか読まなくても私が教えて上げる、ほとんどの人がこんな説明書なんか読んでないのよ」

と元気づけました。もはや挫折寸前であった梨元さんも気を取り直して、

「そうだよねー、これを全部理解しなきゃ出来ないんじゃ大変だもんね、すみれから実地に教えてもらうことにするよ、そうすれば出来るかも」

すみれさんは、まず、電源を入れてコンピューターを立ち上げてみせました。そして、

「スタートは簡単でしょう、ただねー、終わるときは今入れたスイッチを切るんじゃないのよ、

「画面操作で切るんだから間違わないでね」

この頃から早くも梨元さんの頭の中では思考の糸が絡み始めたようで、梨元さんは、

「うーん、やはり私には無理のようだなー、残念だけどコンピューターは止めて何か別のものを探すよ」

と言って立ち上がりました。すみれさんも、年寄りが新しいことを覚えるのは難しいのかな、という顔をしていました。

★　日常の生活では、年を取っても記憶の蓄積がありますので、特殊な情況にならない限りは知的作業に支障が起きることはほとんどありません。しかし、過去に経験したことのない未知の分野では、老人は新しい知識を取り入れるのが苦手ですから、それを取り入れての思考は難しくなります。また、思考の進行が遅くなることで判断に到達しにくくなりますから、思考の途中で《舞い上がる（パニックに陥る）》状態になりやすくなりますが、このために、老人は一つのことに長時間集中して問題解決にまで達するのが苦手になります。

コンピューターを諦めた梨元さんは、元の登山を続けることにしました。なだらかな場所を選べば足にも大きな負担をかけないですむと考えたからです。そこで、次に行くコースを選定して計画を作ることにしました。電車の時間と乗り継いでのバスも決まり、奥さんに説明しながら夕食後のお茶を飲んでいました。丁度そこへ息子の松樹さんが会社から帰ってきました。梨元さんの作った計画表を見ながら、松樹さんは、

「なかなか楽しそうな場所ですね、その日は私も会社が休みだから一緒に行こうかな」

と言います。梨元さんも、

「大勢で行ったほうが楽しいから、松樹も都合がつくんだったら一緒に行くことにしようよ」

梨元さんも大賛成です。

「そうだとすると、電車でなくて私の車に皆が乗って行ったほうが都合がいいんじゃないかなー、そうしませんか」

と松樹さんは新しい計画を提案しました。しかし、梨元さんは、

「確かにその方が便利かもしれんが、折角私が一生懸命考えて作った計画書があるんだから、最初の計画通りに実行しようよ」

と新しい案には賛成しません。しばらく話し合いましたが、結局、梨元さんに妥協がみられなくて、最初の計画に従って行くことになりました。

★ 老化は、新しい知識の取り入れを苦手にしますが、知的作業での老化によるもう一つの変化は、情況の認識や理解、思考の進行、そして表現のどの過程でも若い頃に比較して時間がかかるようになることです。新しい知識を取り入れるのが苦手になったり、思考や表現の速度が遅くなった老人は、若い頃のように変化への対応が円滑に出来なくなり、広い視野での思考が難しくなりますから、一つのことを思い込んだら変えるのが困難になります。したがって、何か事を始めると臨機応変に中途変更することが出来にくくなり、また一旦計画を立ててしまうと、それを変更する事も難しくなります。とくに老人は思考や表現の速度が遅くなることで、とっさの判断が極端に苦手になりますから、早い判断が必要な職業や臨機応変を要求される職業などには不向きであろうと考えられます。

しばらくぶりの登山から帰っての夕食で、晩酌を傾けながら梨元さんは奥さんに、

「大勢での登山も結構楽しいもんだね、でも昔はもっと良かったような気がするなー、体力もあったし、山も今のように人の手が入ってなくて自然のままで、道も整備のされ過ぎじゃないのか

なー、山頂の山小屋でも売店は自動販売機だもんね、ちょっと趣がなくなったな」

と昔を懐かしんでいます。
★　老人は新しいことに抵抗を感じる反面、昔が懐かしく、昔の良さを強調して現状を嘆くようになります。昔が良くて今が住みにくくなるのは、過去が時間の経過とともに美化されることもありますが、若い頃は自分自身も輝いて適応能力も高く、社会変化にも充分に対応することが出来たからです。いつの時代にも老人は現在を愚痴るので、愚痴ることは不満をストレスとして溜め込まない一つの方法かもしれません。若者は未来を語り、老人は過去を語る、ことになります。

五、加齢による環境への適応能力の低下

橘さんの家では冬が来る前に、これまでの石油ストーブと炬燵から家全体の室温をコントロール出来るエアコンシステムに変更しました。橘さんは奥さんに、

「この年になると寒さが身にしみるねー、懐のせいばかりじゃないようだ」

と冗談混じりに言いました。奥さんは、

「本当ね、若い頃は少々寒くても薄着のままで平気だったんだけど、今は持っている着物全部着たいくらいですよ。それにしても、若い女の子達はこの寒いのに短いスカートに素足ですもんね、私もあんな頃があったんだ、って考えると何だか不思議な気がしますよ」

奥さんは若かった昔を思い出したようです。橘さんも、

「年を取ると何でも感じるのが鈍くなるっていうけど、暑さや寒さだけは感覚が鋭くなるんだろうか？　近頃は暑くなり初めの季節はいち早く暑くて我慢が出来なくなるし、寒くなり初めの時期には早々と寒くてしようがなくなるよね」

と不審そうに言う橘さんに、奥さんは、

「本当にねー、でも感覚が鋭くなるということはないらしいわよ。暑さにも寒さにも体のほうは対応する能力が落ちているのに外の気温を正しく感知する能力が落ちているために、暑さや寒さに対応出来なくて高体温になったり低体温になって大変になる老人が多いんだそうよ。とくに痴呆などになっているとなおさららしいけど。でも、わが家はもう大丈夫よね、暖房が石油ストーブと炬燵だけだったときは、家の中もほんの一部だけしか暖かくならなかったから、廊下なんか寒くて寒くてほとんど炬燵から出られなかったもんねー」

と今の幸せを感じているようです。橘さんは、

「そうか、でも炬燵はなかなかの傑作だよ、居場所は出来るし、頭寒足熱、第一今流行りの省エネだろうしね」

と炬燵にも未練がありそうです。

★　年を取るということは、生活を続けるうえで精神的にも肉体的にも適応能力が低下すること、言い換えれば余力がなくなることです。気温についても、適応出来る範囲は狭くなり、暑さにも寒さにも弱くなります。そのうえ、内部環境（体の中の状態）や外部環境（気温など体の外の状態）にも感度が鈍くなり、情況の変化に疎くなります。

橘さんは奥さんとぽかぽかと暖かい応接間でお茶を飲みながらテレビを見ています。北朝鮮では石油がなくて冬の暖房が出来ない家が沢山ある、というようなニュースが流れています。奥さんは、

「そう言えば、前の松田さんのお宅に田舎からご両親が来られたんですって、お年で二人暮らしは無理になったみたい、ご両親の住んでおられた所は結構雪も積もるらしいの。でも、二人とも八十歳は過ぎているそうですけど、割り合いしっかりしているらしいのよ」

と世間話を始めました。橘さんは、

「そうだねー、雪が積もれば年寄りには買物も大変になるし、除雪もしなければならないしで、結構冬場だけ都会に住む子供たちの所で過ごす人もいるらしいよ。松田さんのご両親はもう田舎に帰るのは無理かもしれないけど。ただね、年寄りにはそれまでの慣れ親しんだ気ままな生活が一挙に変わると、変化についていけなくて精神的にも肉体的にも破綻することがあるので注意が必要なんだ、時には、そのようなことが痴呆症状を表面化させるきっかけになることもあるそうだよ。引っ越して来たご両親も松田さんの奥さんもしばらくは大変かもしれないね。」

と橘さんはテレビを見ながら何げなく話しています。

★　雪国では降雪も生活環境に大きく影響します。少しの積雪でもバランス機能が低下して足元があやしくなった老人では外出を困難にしますので、老人のみの家庭では買物にも不自由し生活の維持を難しくします。しかし、以前から住み慣れた家と自分の部屋、そして使い慣れた馴染みの道具に囲まれての生活が住環境への適応範囲が狭くなった老人には最も住心地のよい環境です。住み慣れた家では、何処に行けば何があり、何をするには何処へ行けばよいのかが、とくに考えたり意識しなくても判ります。そして、住み慣れているから何とか出来たことも、家や周囲の情況が変わると、その変化に適応出来ずに戸惑いが生じて心身の破綻を招く老人は珍しくありません。同居前にはそれほど馴染み深いとはいえなかった息子のお嫁さんや孫たちとの共同生活は、変化に弱い老人には辛いものになる可能性は否定出来ません。

橘さんの家は今冬からセントラルヒーティングになりましたので、家の中は何処に行っても暖かく快適なのですが、新しい問題が一つだけ出来ました。システムには、温度コントロールはもちろん、時計機能、予約入りタイマーに切りタイマーなど沢山の機能がついています。橘さんはどうにかマスター出来たのですが、元々機械や電気に弱いと自負している奥さんにはシステムを使いこなすのは少々無理なようです。奥さんは、

「いろいろなものがついているけど、面倒過ぎるから私は《入ると切る》のスイッチだけしか触らないことにします」

と早々に逃げ腰になっています。橘さんも、

「そうだよねー、今の機械は何でも便利にはなったんだろうけど、そのぶん複雑になって私達老人が使いこなすのは難しくなっているね。電話だって私たちは話が出来れば充分なんだけど、とくに携帯電話なんぞ、その場で写真まで送れるようになって、まあ出来れば老人向けに機能は少なくてもいいから、扱いが簡単で値段の廉いものが出てくるといいね。でも、わが家のセントラルヒーティングはそれほど複雑じゃないんだから、これくらいはあんたも使えるようにならないと、頭の体操にもなるんだから」

橘さんは奥さんに同感の意を示しながらも若干の努力を促しました。奥さんも、

「そうね、これから毎日使わなければならないんだから少し頑張ってみようかしら」

ということで会話は終わりになり、橘さんはテレビのスイッチを入れました。

★　年を取ると変化に弱くなることで、新しい機器に馴染んだり、新しい知識を取り入れての対応が難しくなります。最近の社会は電子機器の発達が目覚ましく、公共機関にも多く取り入れられるようになりました。交通機関での切符の自動販売、銀行での預金の出入、いずれも老人を悩ませているようです。

第Ⅱ章　痴呆老人の問題行動

老人性痴呆の症状は、中核症状(記憶、判断、見当識、人格、抽象思考などの障害と失語、失認、失行などの高次皮質機能の障害)と周辺症状(老人を取り巻く環境との不適応や不調和から発生する症状で暴力、徘徊、易怒、妄想、せん妄、不眠など)に分けて考えられています。

記憶障害が老化の生理的な現象であることは、老人のほとんどが自分を顧みて納得出来るものと考えます。健忘にしても、一般的には良性健忘と悪性健忘に分けますが、両者に質的な差異はなく、単に進行程度の違いによる量的な違いしかないようです。

また、老人性痴呆が生理的な老化の延長上にあることは、例えば視力障害を主症状とする白内障と同様と考えられます。加齢による痴呆症状の出現が個々に違いがあるように、白内障の主因である目の水晶体の濁りは、年齢とともに進行する生理的な現象でありながら、生活に不自由を感じるような視力障害に達する年齢は個々に違いがあります。

健忘も進行して生活に支障が出れば、老人性痴呆ということになりますが、それまでは物忘れ老人の範囲に留まっていることになります。両者ともに生理的な変化の延長上にありながら、その進行速度は人様々というわけです。

痴呆老人の問題行動は、老人本来の性格と残存している記憶、割合遅くまで障害されずに残る感情、そして、老人を取り巻く環境がお互いに関連し合って現れますが、問題行動を考えるには、痴呆を健忘期、混乱期、痴呆期に分けたほうが理解しやすいようですので、以下そのように分けて考えていくことにします。

ただし、良性健忘と悪性健忘、生理的健忘と病的健忘のそれぞれに明らかな境界がないように、健忘期、混乱期、痴呆期の間にも境界はありません。したがって、このように分けること自体にも大きな意味はありません。

健忘期　軽度の痴呆。とくに短期記憶の障害が目立つようになり、時間だけでなく地誌的にも見当識の障害が出始めて、自らの力だけでは日常生活に適応出来ず、見守りや声かけなどが必要になります。

健忘Ⅲ期に相当します。（健忘Ⅰ～Ⅱ期は物忘れ老人の範囲です。）

混乱期　中等度痴呆。記憶障害は高度になり、時間や場所、人についての見当識障害も著明になり、社会的な常識行為からも逸脱し、着衣、排泄、洗面などの日常的な行為にも介助が必要になります。

健忘Ⅳ期に相当します。

痴呆期　高度痴呆。障害はさらに重度化し、残って入る記憶は僅かになり、自らのアクチブな行動は影を潜め、慣れている日常生活にも全く適応出来ず、摂食、排泄などを含めて生活の維持に常に介助が必要になります。

健忘Ⅴ期に相当します。

一、健 忘 期

老人性痴呆の健忘期はまさに物忘れ老人の続きです。それまでの慣れた日常生活では辛うじて適応出来ていた老人が、取り巻く環境の僅かな変化や自らの体調の変化に対応出来ずに破綻して痴呆を露呈する事例が多くなります。

老人性痴呆が他人に気づかれる症状は、物忘れと忘れたことに対する当人の反応、他人に対する心づかいの変化、出来事への冷静な対応が出来なくなる、事柄への関心や情熱が失われる、それまでの知的な言動に変化が現れる、などですが、もう少し痴呆が進行すると、自分の物忘れに対する戸惑いと、その際の感情が周囲の情況と解離してしまいます。

(一) 物忘れと当人の反応

萩野さんは遅い夕食が終わった後、お茶を飲みながら新聞を見ていました。そこへ、食事の後片づけを終えた奥さん桔梗さんが、今日も一日無事に過ぎてほっとしたという顔つきでやって来ました。おばあさんは一人で早く夕食を終えて布団に入ってしまっています。おばあさんは就床時間が早く、しかも、割合規則正しい生活を続けているので、萩野さんの帰りが遅くなるときは桔梗さんが早めに食べさせることにしています。萩野さんは、

「だいぶ前から思っていたんだけど、おかあさんの物忘れ、最近はげしくなったようだね、呆けてきたんだろうか、桔梗も大変だろうけど気をつけないと」

と日頃の心配を口にしました。桔梗さんも、

「そうねー、年だから仕方がないんでしょうけど、火だけは注意しているの。お湯を沸かそうとしてヤカンを火にかけたまま忘れてしまうことが度々で、数日前にも水のなくなったヤカンから煙が出ていてびっくりしちゃった。私がみつけたから大した事にならなくて済んだけど」

と最近の出来事を話します。萩野さんは、

「火は危ないから使わせないようにしたほうがいいのかなー、でも、年寄りは出来るだけ行動の制限はしないほうがいいっていうし。どうなんだろう、おかあさんは自分の物忘れに気づいてい

るんだろうか」

萩野さんは困り顔です。桔梗さんは、

「火の扱いは出来るだけ私が一緒のときだけにしてもらうことにします。でも、ヤカンを焦がしたときもそうだったんだけど、おかあさんに言うと、あら、そうだった忘れていた、なんて思い出すみたいなのよ。それなのに別に悪いことをしたという意識はないみたいで知らん顔なの、本当に少し呆けたのかもね」

桔梗さんは、これから大変になるのかなーと考えています。萩野さんは、

「近頃のおかあさんは、昔自分が若かった時代の話しかしなくなったみたいだね。最近のことは覚えていないのかなー、先日もバスで出掛けて迷子になったしね」

と母親の痴呆を確認したようです。萩野さんはさらに、

「速度は判らないけど、これからおかあさんの痴呆は確実に進むことになるのだろうから大変だと思うけど、病気で本人に悪気はないんだからよろしく頼むよ。私も出来るだけの協力をしなくちゃだね」

ということで話を終わりにしました。

★　老人性痴呆の始まりでは、短期記憶など、誰かに指摘されれば思い出してその場では反省出来るのですが、痴呆が進んでくると、指摘されて思い出しても反省の態度がみられなくなり、さらに痴呆が進めば、指摘されても、忘れたことさえも忘れて、自分が忘れたことを否定するようになります。

感情の面でも、最初は情況に対応した感情の表出がありますが、徐々に情況に正しく対応した感情が消失していき、忘れたことを思い出せない場合などには、理不尽に責められていると感じて反発する感情が沸き起こり、ときには反発の感情と思考の混乱に戸惑い、このような情況からの逃避行為として、空想から妄想に発展していくこともあります。

指摘されても思い出せない場合はもちろんですが、指摘されて思い出す場合でも、痴呆という病気が原因ですから、「次から注意するように」とか「忘れたほうが悪いのだから悪いと認めるように」というような説得に効果がないのは当然で、解決には周りからの配慮で、痴呆老人を忘れては困ることになったり、危険になる情況が生まれる環境に置かないことが大切になります。

(二) 他人に対する心づかいの変化

蕗田さんは花屋さんの店を継いで二代目になります。初代のおじいさんはすでに楽隠居の身分です。奥さんの百合子さんと二人で客足の途絶えた店の奥で話をしています。百合子さんは、

「そろそろ夕ご飯の支度を始めないと、おじいちゃんは決まった時間に食事にしないとご機嫌が悪くなるから。先日は夕方にお客さんが多かったんで、いつものおじいちゃんの夕食時間に少し遅れたの、そうしたら怒って怒鳴るのよ。前はそんなことはなかったのにねー」

と言ってお勝手に向おうとします。蕗田さんは、

「まあ、元々割合几帳面な人ではあったけど、性格は優しくて、大声を出すとか人を怒鳴るなんてことはなかったんだよ、最近少しわがままになってきたみたいだね。人の都合なんか考えられなくなったみたい、年のせいかな」

と百合子さんに申し訳なさそうに言います。百合子さんは足を止めて、

「本当にそうなのよ、私なんかお嫁に来てからずっと優しくして貰ったと思っているわ。年を取れば誰でもある程度はわがままになるんじゃないかしら。私は判っているつもりだからあなたが心配しなくても大丈夫よ。ただねー、子供達はちょっと困っているみたい、朝おじいちゃんが顔を洗いに来たときに子供たちが場所をふさいでいると怒るらしいの。子供たちにしてみれば、お

じいちゃんは一日中時間があるんだから、少しくらい待ってくれてもいいのにと思うのね。私が訳を話したら子供たちも判ってくれたらしいけど」と言って百合子さんは急いでお勝手に行きました。

★ 年を取ると思考の進行が遅くなりますので、他人の都合のところまで思考の幅を広げることが難しくなります。すなわち、考えが自己中心的になり、他人に対して心づかいが出来なくなります。

痴呆になると、思考の進行はさらに遅くなり、ますます思考の幅が狭まって自分のことだけで精一杯という状態になりますし、感情の抑制もあまくなります。したがって、自分の行動に邪魔になれば、その原因や理由を斟酌することなく湧き出る感情はそのまま表現されることになります。以前ならとくに感情的にならなかったような些細なことにも怒りの反応を示したり、相手の気持ちや感情を考えずに自己を主張したりします。

年を取ると、痴呆初期にはなおさらですが、変化に対応出来にくくなることから、多くのお年寄りは割り合い規則的な日常生活を送っています。そして、その規則性が破られることに異常に強い拒否反応を示すことが多くなります。

また、老人は身体機能が低下したり喪失を重ねることで気分が落ち込みやすくなり、しかも、痴呆初期の老人は、自分の物忘れが激しくなって物事が順調に運ばなくなったことに戸惑いを感じるとともに、自分の物忘れを自覚している場合が多く、その自覚がさらに気分を落ち込ませて抑うつ状態を作ります。抑うつは積極性を失わせ自己の中に閉じこもらせる傾向を増強しますので、いよいよ他人のことに無関心になり、したがって、なおさら心づかいなども消えてしまうことになります。

(三) 出来事への冷静な対応が出来なくなる

樫田さんのお宅では夫婦ともに昼間はお勤めをしていますので、おばあさんが家事をしながら留守番をしています。おばあさんはすでに八十歳に近いのですが元気で、お買い物にも一人で出掛け簡単な夕食の支度もしています。ある日、奥さんがお勤めから帰ってみると居間に新しいベッドが置いてあります。奥さんはおばあさんに、

「おばあちゃん、このベッドはどうしたの」

と尋ねました。おばあさんは困り顔で、

「今日の昼間に男の人が二人で来てベッドを買わないかって言うの、私はいらないって断ったんだけど、このベッドはすごく寝心地がよくて腰の痛みも治るし、値段は普通の半分にするって一生懸命勧めるのよ。初めは断っていたんだけど、そのうちにそんなにいいものなら買ってもいいか、と思って、丁度貰った年金やらへそくりやらを集めたら払える金額だったもんだから」

奥さんは驚いて、

「それで、おばあちゃん、いくらだったの」

と尋ねると、おばあさんは、

「それがねー、そんなに廉くはないみたいなの、二十万円近くするのよ」

と答えます。奥さんは、

「うーん困ったわねー、今おばあちゃんが使っているベッドも先日買ったばかりなのよ、何処へ置いたらいいかしら」

奥さんが途方に暮れていると、樫田さんが帰ってきました。早速ベッドをみつけて奥さんに、

「このベッドどうしたの」

と尋ねました。奥さんは事の経緯を話して、

「どうしましょう、おばあちゃんも買ってはみたもののたいして興味はないらしいの、この前新しいのに買い替えたばっかりだしね」

と困っています。樫田さんは、

「おばあちゃんは、よくも考えずに訪問販売人の上手な勧めに乗って買ってしまったんだろう、おばあちゃんも年だから仕方がないよ。訪問販売はクーリングオフの対象になるんだろうから、おばあちゃんの了解を得て返品することにするよ」

樫田さんの言葉に奥さんもほっとした様子です。一緒に食事をしながら聞いていたおばあさんですが、もはやベッドの件には関心はないようで、知らん顔の半兵衛です。

★ 出来事への対応は、出来事の把握（認知）から始まって思考を経て判断に到達してからになりますが、年を取ると判断に到達するまでに多くの時間がかかります。普通のお年寄りでは、記憶の再生に若干の問題はあっても、再生可能な記憶量はそれほど少なくなってはいないので、時間さえかければ出される判断に大きな間違いがないことが多いのですが、痴呆老人になると思考過程で用い得る記憶量が少なくなることで出される判断に間違いが多くなります。また、判断に達するまでに時間がかかることで、早い対応を求められると判断に到達する前に戸惑いが生じ、それがパニックに発展することも珍しくありません。

痴呆初期には、日常的で慣れた生活の流れでは支障のない行動が可能であっても、その流れに澱みが出来ると対応が難しくなります。訪問販売員の訪問は日常の流れではありませんし、商品の説明を聞いて自分に必要か不要か、購入価格が適当かどうかなど、普通の人でさも考える余裕を与えないプロの手口に痴呆老人が正しく判断を下して妥当な対応をするのは難しく、この老人の場合、話の途中

で頭の中は混乱しパニックになり、販売員の言うなりになったものと思われます。

　樫田さんのおばあさんが痴呆に入っていることは、夕方、樫田さん夫妻が帰って来て対応を話し合っている際に、そのおばあさんがほとんど無関心で、自分の行為への正しい感情が現れていなかったことでも判ります。この場合、樫田さん夫妻がおばあさんを責めたり反省を求めたりしないで二人で対処を決めたことは非常に正しい対応と考えられます。


梅本さんのおじいさんは、このところ度々迷子になって梅本さんを困らせています。梅本さんは、「おじいちゃん、近所にお散歩に出るのはいいんだけど、電車で遠くに出掛けるのは控えるようにお願いしますよ、迷子になったりすると困るから」

と度々おじいさんに言っています。おじいさんもその都度、

「判ったよ、これからは電車には乗らないことにする」

このように返事をします。しかし、おじいさんはその後も電車に乗って出掛けては迷子になることを繰り返します。

★　老人、とくに痴呆老人がパニックに陥りやすい場面としては交通機関を利用する場合があります。もちろん、思考の進行が遅くなるために判断に到達する前に混乱することで発生するのですが、普段あまり利用しない複雑な乗り換え駅のあるような交通機関では当然ですが、痴呆老人では馴れている駅でも起こります。切符の自動販売機の前で途方に暮れている老人は珍しくありませんが、普通の老人でも現在の複雑化した交通機関の利用は必ずしも対応がやさしいとはいえないようです。まして、痴呆に入った老人では、このような交通機関の利用は困難な場合が多く、ときには自分の意図した行為がうまくいかないことへの戸惑いと困惑から、パニックになって迷子化する例が少なくありません。
　物忘れ老人の範囲にある間は、このよう場合は自分自身で適応出来なくなったのを自覚して一人で

は交通機関を利用しないなどの対応が可能ですが、痴呆に入ってしまうと、家を出るときは自分がうまく対応出来ないことを忘れてしまい、何回でも同じ行為を繰り返すことになります。

　痴呆老人には、梅本さんがおじいさんに行ったような、説得などが効を奏することは期待出来ませんので、おじいさんが一人で外出する場面を作らないようにするとか、駅員におじいさんが現れた場合の適切な対応を依頼するなど、本人以外の人たちでの対策が必要です。

（四）関心や情熱の消失、意欲の低下

桜井さん夫妻は祝日でお天気もいいので二人でドライブに出掛けました。桜井さんは気分よさそうに車を走らせながら、

「お天気がいいせいか今日はいつもより車が多いみたい、老人の日だから皆さんお年寄りを連れてお出掛けなんだろうね。お隣のおじいちゃんたちも何処かに行ったろうか、あのおじいちゃんは何しろ出掛けるのが好きなんだから」

と何気なく言いました。奥さんは、

「そうなのよねー、でも最近は少し違うらしいのよ、あのおじいちゃんねえ、このところあまり外に出たがらないんだって、お隣の奥さん言ってらしたわ。あんなに好きだった旅行にも奥さんが誘ってもいい返事しないし、退職してから始めた魚釣りにも興味がなくなったみたい。家でもぼーっとしていて自分からは何もしないんだそうよ」

と隣の奥さんから聞いた話をしました。それを聞いた桜井さんは、

「そう言えば、この前外でお会いしたときご挨拶したけど、いつものようではなかったなー、元気もなかったし、話しかけてもほとんど返事も返ってこなかったよ」

奥さんも話を続けました。

「物忘れもはげしくなったし、先日なんかご親戚の法事に行くとき、今までは自分でさっさと支度をしていたのにどうしたらいいか判らないみたいにぼんやりしていたそうよ。お隣の奥さんも言ってらしたけど呆けたのかしら」

と奥さんは少し心配そうに言いました。桜井さんも、

「そうだねー、今の話が本当だとすると呆けたのかもね。人間は目標や役割がないと生きていくのが難しいんだよ。お隣は仕事も退職したし、お子さんは皆一人前になって独立したしねー。釣りを趣味にしていたとしても目標や役割にするにはちょっと無理だし、多くの男たちがそうなんだけど、仕事人間だったようだから退職してからの目標がなかなかみつけられないんだろうね。呆ければなおさら難しいことだけど」

と言いながらハンドルを右に回すと、行く手には真っ青な秋の海が広がって見えて来ました。
★　年を取ることは喪失を積み重ねる事でもあります。仕事を失うと共に職場での役割や人間関係もなくなります。家庭でも子育ての役割が終わり、女性は家事仕事もお嫁さんにとって代わられます。自分自身でも知力や体力の衰えを自覚しなければなりません。
　このような情況のなかで、人生の目標をほぼ達成し終わった老人が、新たに意欲や情熱を燃やす目標をみつけることは難しいことに違いありません。まして、痴呆になった老人が自ら目標を見いだすなどは不可能かと想像されます。

　目標を失った老人、とくに痴呆老人が閉じこもり的になり、その閉じこもりが廃用症候群によって更なる知力や体力の低下を招くのは必至になります。このような老人に叱咤激励は逆作用になるかもしれません。小さくても目標と役割が必要なのです。

（五）火の不始末

・火の使用目的に不都合がない場合

桃山さんが居間で新聞を見ながら奥さんに話しかけました。

「この頃寒くなって暖房を使うせいか火事が多いねー、しかも老人世帯の失火が圧倒的に多いようだ。そして、火事による死者も老人が大半だね」

それを聞いた奥さんは、

「いつだったかの新聞に出ていたけど、老人だけの世帯が増えているんですって。昭和五十年には日本の全世帯数が約三千万で六十五歳以上だけの世帯数が約百万だったのに、平成十三年には全世帯数は約四千五百万、老人だけの世帯数が約六百六十万になったんだそうよ。二十五年間で全世帯数は一・五倍にしかならないのに、老人だけの世帯数は六倍以上になっているんだって。家主は、老人だけの世帯には家を貸したがらないんで問題なんだって書いてあったわ」

奥さんも興味があったようで結構詳しく話しました。桃山さんも、

「そうだね、この新聞を見ても老人の失火は多いから、家主の貸し渋りも判らんではないような気がするね。年を取れば物忘れは避けられないし、咄嗟の対応も遅くなるから、どうしても火事にはなりやすいし、逃げ遅れる確率も高くなるに違いないよ」

と言って、ほかの記事に目を移しました。
★　家事や暖房、たばこなどは、習慣的な行為で手続き記憶を基になされ、その記憶はある程度痴呆が進んでも再生が可能ですから、それらの行為が全く出来なくなるのは痴呆も相当に進行してからになります。しかし、それらの行為を完遂するには、進行形の記憶がしっかりと保持されていることが

必要で、さもないと、火をつけたまま忘れてしまうことになります。火のつけ忘れは大事に至る可能性がありますので、老人世帯に失火が多いのは当然と言わなければなりません。

しかし、人が人である限り、老若男女を問わず間違うことや忘れることは避けられません。ほとんどの人が、コンロやタバコの火、お風呂の火の消し忘れ、アイロンの電源の切り忘れは経験しているはずです。

物事を始めるときは大概終わりまでの情況を想定しているものです。行為を始めるときに想定した情況の記憶を展望記憶といいますが、私は行為を始めて、その行為を記憶に留めながら別の行為を行っているときの記憶を進行形の記憶と名づけています。進行形の記憶は、記憶の中でも消えやすい記憶で、痴呆老人に限らず、若い人でも時には消えることのある記憶です。

寒いシーズンになれば、暖房などで火を扱う頻度が増えますから、つれて火事の頻度も増えることになります。火事は他人にも大きな迷惑をかけますので、痴呆老人単独で火を扱う場面を作らないようにしなければなりません。

・火の使用目的に不都合がある場合

藍河さんは消防署に勤めています。今日も勤務を終わって疲れた表情で帰って来ました。奥さんに、

「寒くなって火事が多くなったんだけど、今日の火事は老人夫婦の二人暮らしでねー、おじいちゃんは痴呆になっていて、おばあちゃんが面倒みていたんだけど、おばあちゃんが目を離したすきに、おじいちゃんが部屋の隅で新聞紙に火をつけたらしいんだ。発見が早くておじいちゃんもおばあちゃんも無事で幸いだったよ。うちのおじいちゃんも呆けてきたようだけど大丈夫かなー」

と少し心配そうです。奥さんも、

「そうなのよねー。この頃、おじいちゃんの呆けも進んできて私も注意はしているんだけど。たまにマッチで遊んでいることがあるの。あなたが心配すると思って今まで言わなかったんだけど」

奥さんはおじいさんの近況の一部を藍河さんに話しました。藍河さんは、

「それは大変だ。本人に注意しても仕方がないのだろうから、おじいちゃんの手の届く所にマッチを置かないなど、周りが注意するよりないね」

と言いながら藍河さんも困り顔です。奥さんは、

「そうなんだけど、それが結構難しいのよ。おじいちゃんは体は達者だから何処でも行けるしねー。でも幸い今の生活はほとんどマッチを使わない自動点火の器具ばかりになったから、まあどうしてもマッチが要るのは仏さんのロウソクと線香くらいだから大丈夫よ。あなたがそんなに心配しなくても私がちゃんとやりますから」

ということで話を終わりにして夕食になりました。

★　痴呆が進行して思考に齟齬が出てくると目的に合った火の使用は出来なくなります。そのような状態にも火を火として認識出来ている場合と、既に火を火として認識出来なくなっている場合があります。

例えば、次から次へとマッチを擦って火を眺めているなどは、火を認識しての行為ではなく、単にきれいとか面白いというだけかもしれません。このような状態を弄火といいます。

頭の中で、無意識側にあるはずの夢が意識側に移動すればせん妄、意識側になければならない空想や回想が無意識側に移動すれば妄想になると私は考えていますが、せん妄や妄想状態などでも不合理な火の扱いがみられます。

この例のように、部屋の隅で火を燃やしていたのは、あるいはこの老人の回想が無意識化して昔に還り、老人の頭の中では庭で焚火をしているつもりだったのかもしれませんし、お風呂を沸かしてい

るつもりだったのかもしれません。このような行動は、昔の生活や経験がせん妄とか妄想になって現在の老人の頭に描かれていることになります。

火を火として認識しているかどうかは別にして、火の扱いに合理性を欠く場合は、本人だけでなく周囲に及ぼす危険も大きいだけに介護側の見守りや監視が重要になります。

（六）着脱衣障害

・着衣の順序が不適当

楠さん夫妻は八十歳を過ぎた母親と同居ですが、これまではとくに変わったこともなく暮らしていました。ある日の朝、母親が廊下で着替えをしていました。奥さんは、いつもになく廊下で着替えをしているがどうしたんだろう、と何気なく見ていると、母親は一生懸命にパンツを頭からかぶろうとしています。驚いて、

「おばあちゃん、それはパンツだからかぶるんじゃなくて履くんですよ」

と注意しました。母親は、

「そうだったねー」

と言いながら自分の部屋に戻って行きました。夕ご飯の後、母親が自分の部屋に行ってから、奥さんは今朝の出来事を楠さんに話しました。楠さんは、

「そんなことがあったの、おばあちゃんも呆けてきたのかなー、これまでにも何か変わったことはなかったの」

と尋ねました。奥さんは、

「今まではとくに気がつくようなことはなかったのよ。でも、私が注意しても恥ずかしそうな素

振りがなかったのが気になるわ」

と少し心配そうです。楠さんは、

「事によると、本当に痴呆の始まりかもしれないね。恥ずかしそうな素振りがなかったのは、出来事に対しての正しい感情が生まれてこなくなっているのかもしれないな」

楠さんも沈んだ表情になりました。奥さんは、

「そうねー、おばあちゃんも年が年だから仕方がないかも、これまで頑張って下さったんだから有り難いと思わなくちゃ、私もこれから少し気をつけて面倒をみていくことにします」

楠さんは奥さんの言葉にほっとして、心の中で奥さんにお願いしました。

★ この例では、衣類を衣類として認識は出来ているのですが、個々の衣類の目的が理解出来なかったものです。衣類としての認識はあっても、上着と下着の区別が出来なかったり、表と裏の判別が出来なかったりします。

思考の材料になる再生可能な記憶量が充分でないために、正しい判断が出来なくなっているものと推測されます。しかし、ときには衣類としての認知から判断までに時間がかかることから、いらいらや戸惑いの感情が現れて、判断に至る前に行動を起こして間違ってしまうことも考えられます。

このような場合の対応は、衣類を着る順序に並べておいたり着替え時に声かけをしたりが必要になりますが、出来るだけ本人の出来ることは時間がかかっても自分でさせるようにします。お年寄りは思考過程に時間がかかりますので、決して急がさないことが肝要になります。

・場面に対応した着衣が選択出来ない

芋川さんのおじいさんがお友達の葬式に行くことになりました。いつも自分で支度が出来るおじいさんなので、芋川さんの奥さんもとくに手は貸しませんでした。出掛けようとするおじいさんを

見て、奥さんは、おやっ変、と思いました。よく見ると、おじいさんのネクタイが普段のものです。奥さんは、

「おじいちゃん、ネクタイがおかしいわよ。お葬式だから黒いネクタイにしないと」

と言いました。おじいさんは、

「そうだったね、忘れていたよ」

と言って自分の部屋へ帰って行きました。

★　日常的には多少の物忘れがあっても支障なく過ごしているお年寄りが、日常の流れと違う改まった場面への出席などの際に、その場面に対応した服装を選択出来ないことで痴呆を露呈してしまう場合があります。

これには、場面を正しく認識出来ない場合と、場面は正しく認識していても、服装を選択するところで思考過程に問題があって正しい服装を選択出来ない場合があります。

場面の認識が出来なければ次の思考過程に入れませんから、服装の選択などは自ずと無理ということになり、痴呆の程度が進んでいることになります。必ずしも改まった場所でなくとも、外出時に上下の服装がアンバランスであったり、衣服のバランスはいいのですが着方に問題があること（裏返しに着ていたり、極端なボタンの掛け違いをしている）もありますし、日頃は服装に気をつけていた人が下着のシャツだけで外出したりする場合もあります（痴呆にならなくとも下着姿で家の外に出て気にならなくなる老人は多いのですが、痴呆になっていない場合は下着での遠出や改まった場所への出席はありません）。

・季節に対応した着衣が選択出来ない

麻山さんの家のおじいさんは、若い頃から割り合いダンディで洋服もセンスのよいものを選ぶ人

でした。ところが、近頃は洋服に関してほとんど自己主張をしなくなりました、と言うよりは、身近に出ているものを着ている状態です。麻山さんに奥さんが、

「おじいちゃんね、最近少し呆けてきたみたい、着る物も目につくものを手当たり次第に着ているようよ、昔は結構うるさかったのに。寒くても手許に着る物がないと探すなんてことはしないで寒そうにしているだけですもの」

と切り出しました。麻山さんは、

「私も最近少しおじいちゃんの様子が変だなーとは思っていたんだよ。服装のことだけでも、寒い日も暖かい日も同じ物を着ているしね。季節の移り変りにも無頓着になったみたいだね」

と前から気がついていたようです。奥さんは、

「寒いのに着る物がなかったり、暑いのに沢山着ているのは可哀相だから、私が様子をみながら適当な物を出しておくことにします。おじいちゃんは着る物に文句も言わなくなったから」

と言って締め括りました。

★　老人は取り巻く環境への適応範囲が狭くなっています。気温に対しての適応範囲も狭くなり、暑さや寒さに対しても耐えられる温度幅が狭くなっているにもかかわらず、痴呆になると気温に対応した衣服の選択が出来なくなります。この場合にも衣服の選択が出来ない原因は幾つかに分かれます。

①四季の理解が出来ても対応する適切な衣服を選択出来ない

②季節の感覚がなくなって春夏秋冬を認知出来ない

③一年間に四季があるのを忘れてしまった

④痴呆が進行して季節も衣服も認識出来なくなった

この例の場合は、季節の感覚がなくなったか、気温に対応する衣服の選択が出来なくなったものですが、いずれの場合も老人が気温の変化に弱くなっていることもあり、周囲の心づかいが必要になり

ます。

・脱衣拒否

蓮池さんの家のおばあさんは九十歳を越え、物忘れがはげしくなって、痴呆の始まりを思わせる場面もありますが、年齢にしては割合しっかりしています。しかし、足腰が弱ったこともあり、極端に動きが遅く、掴まり歩きがやっとの状態です。

蓮池さんの奥さんの体力的な問題もあり、おばあさんの入浴を訪問介護で行うことにしました。最初の訪問介護での入浴の際に、担当者が、

「おばあちゃん、私が支えているから大丈夫、早く足を湯槽に入れて下さい」

とおばあさんに早い動きを促しました。おばあさんは、

「こわい、こわいから待って」

と言って、なかなか動こうとしません。担当者は、

「大丈夫、私が支えているんだから、早くして！」

と再度促しましたが、おばあさんの体は固まってしまって動かなくなりました。

介護保険での訪問介護では時間制限のあることもあり、担当者の立場も判らなくはありませんが、以後、蓮池さんのおばあさんは訪問介護での入浴を一切拒否、着物を脱がされると風呂場に連れていかれるのではないかという心配から、訪問介護者による着替えにも拒否反応を示すようになりました。

★　脱衣拒否は、この例のような入浴に対する恐怖心、人前で裸になる羞恥心、脱いだ着物を盗られるのではないかという警戒心などが原因になります。介護者が老人の動きの速度を考えずに、介護者のペースで事を進めようとすると、老人は転倒などに対する恐怖心を抱きますので、介護は常に老人

の動きのペースで行うことが必要です。

　誰でも慣れるまでは人前で裸になることには羞恥心が起こります。老人だから裸にされても平気なのではないかと考えるのは誤解です。痴呆になっても感情は遅くまで残りますので、介護の際には心しなければなりません。

　脱いだ、あるいは脱がされた着物が盗まれるのではないか、という理由での脱衣拒否は物盗られ妄想の延長上にある現象かもしれません。そのような場面では、介護をする側とされる側の信頼関係が問題でしょうから、万一、入浴介護者の中に妄想対象になっている人がいれば、ほかの人に代わることが必要な場合もあると思われます。

　もう少し痴呆が進んで、入浴行為そのものを理解出来なくなっていることがあります。このような場合は、なぜ着物を脱がなければならないのかが判りませんから、裸になるのを拒否します。裸にされて危害を加えられるのではないかという気持ちを抱くこともありますので、日頃馴染みの深い介護者が介助を担当して、入浴の気持ちよさを味わってもらうことで、少しづつでも入浴に慣れていただくより仕方がないのかもしれません。

・衣服を着ようとしない

梨田さんのおじいさんは元々口数の多いほうではありませんが、最近は寒いとも暑いとも言いません。梨田さんは奥さんの百合子さんに、

「おじいちゃん、この頃、寒いとか暑いとか言わなくなったけど、どうなんだろう」

と話しかけました。百合子さんは、

「そうなの、おじいちゃんはどうも寒いのも暑いのも判らなくなっているみたい、聞いても言わないし。でも、先日のちょっと寒かった日、私が油断して構わないでおいたら風邪を引いちゃっ

て、幸いすぐに治ったけど」

とおじいさんの近況を話しました。梨田さんは、

「年を取ると何にでも鈍感になるっていうけど、呆けが進んでなおさら鈍くなったのかもしれないね。こちらが注意するより仕方がないんだろうけど、百合子に一番負担がかかるね」

と百合子さんにお願いしました。

★　老人は、温度変化を含めてすべての生活環境への適応能力が低下しますが、同時に、環境を感受する能力も低下します。暑くても暑いと自覚出来にくく、寒くても寒さを自覚出来にくいのですが、一方、暑さや寒さに対する抵抗力は低下しますから、着衣や部屋の温度などが適当でないと簡単に風邪を引いたり、低体温や高体温になってしまいます。

痴呆になると、さらに内部環境や外部環境を察知する能力が低下しますので、この点からも自らでの着衣調節などは困難になりますから、介護側の注意が必要になります。


松葉さんのおじいさんは痴呆症状が出始めて、着衣なども松葉さんの奥さんの葵さんが季節に合ったものを着せるように気を使っています。昨日はこの季節には珍しく気温が下がりました。松葉さんは葵さんが出掛けて留守なので、おじいさんの部屋を覗いてみると、おじいさんは一人で寒そうにしていました。松葉さんは、

「おじいちゃん、寒いんじゃなの」

と声をかけてみました。おじいさんは、

「寒いねー、風邪を引きそうだよ」

と答えました。松葉さんは、寒かったら自分で何か着る物を探して着ればいいのに、と思いましたが、最近のおじいさんは自分では着衣の調節が出来なくなっていて、葵さんが気温に合わせて着せ

てあげていることに気づき、おじいさんに暖かそうな上着を着せてあげました。葵さんが帰ってきてから、その話をすると葵さんは、

「そうなの、おじいちゃんは寒いのは判るんだけど、寒いからどうしたらいいかは判らないのね。私たちがいつも注意していないと、風邪でも引かれたら大変だから」

と言います。松葉さんは、

「おじいちゃんが風邪を引くのも大変だけど、葵も目が離せなくて大変だね」

と葵さんを労いました。

★ 気温に対する感受性の鈍さがそれほどでなく、寒さを感じても思考に問題があって、ではどのように対応したらよいのかが判らない場合がこの例です。そのほか、寒くても着物を着ないのは、着衣そのものが認識出来なかったり、着る行為が遂行出来ない場合があります。

なお、痴呆老人の徘徊などの際は、薄着のままでも風邪などを引かなくて驚くことがありますが、これは精神的に高揚して交感神経系が優位に働いていることと歩行運動による熱産生の亢まりによるものと考えられます。

寒中水泳や寒中の水行などで滅多に風邪を引かないのも、同様に精神的な高揚で交感神経系が優位になっているためと思います。ただし、徘徊の際に途方に暮れたりして一ヵ所に佇むなど、運動を停止してしまえば体温の低下を招く場合があります。

(七) 性的迷惑行為

萩本さんは、奥さんの芥子さんと休日のひとときを茶の間でくつろいでいます。萩本さんの家には少し痴呆に入ったおじいさんがいますが、今日は部屋でテレビを見ているようです。芥子さんは、

「お隣のおじいちゃん、この頃お茶飲みにお出でにならないと思っていたら、若奥さんの話では結構呆けが進んで大変になっているんですって。それも、若奥さんにエッチなことをするようになったんで困っているみたい」

と先日聞いた話をしました。萩本さんは、

「うーん、若い頃はあんなに堅物だったお隣のおじいちゃんがねー、痴呆になって知性とか理性による抑制があまくなったんだろうか。それにしても七十歳も半ばは過ぎているのに元気だね」

と感心しているようです。芥子さんは、

「若奥さんの話では、元気なんて言っていられないみたいよ、足腰は丈夫で動きにも不自由していないから、若奥さんも気味悪がっていたわ。御主人が注意してもそんなことはしていないって言うんですって、実際、家に若奥さん以外の人がいるときはそんな素振りもみせないそうよ」

少し詳しく説明しました。萩本さんは、

「若いときに堅物だったのは意識的に強い抑制を働かせていたんだろうな。若くても欲求が抑制を越えれば普通では考えられないような行動を起こして世間を驚かす人がいるよね。日頃は謹厳実直で生徒や父兄の尊敬を集めているような学校の先生が少女買春で捕まるなんて話はさほど珍しくないからね。痴呆になって抑制が働かなくなれば仕方がないのかもしれないね。まあ病気が原因だから注意をしても効き目はないんだろう。痴呆老人が実際行為にまで及ぶことは滅多にないそうだから、出来るだけ挑発的にならないように周囲が気をつけるとか、エネルギーをほかで発散させるように、外にでも連れ出すより仕方がないんじゃないかな。それにしても男は何歳位まで性的な欲求があるのかね、我が家のおじいちゃんはどうなんだろう」

萩本さんはちょっと博識なところを披露しましたが、自分の父親のことも少し心配なようです。芥子さんは、

「うちのおじいちゃんは大丈夫みたいね、私に魅力がないせいかもしれないけど、そんな素振りは全然ないわよ」

そう言ったところに、部屋からおじいさんが出て来ましたので話は終わりになりました。

★ 近年、老人の性はようやく陽の当たる場に登場し、世間的にも是認されるようになってきました。ある調査によると、一ヵ月に一回以上の性行為を持つ割合は、七十歳台で三〇%、八十歳台でも数%あるそうです。過去、高齢になると性機能は衰えて性的欲望もなくなるとされてきましたが、個人差は大きいにしても、実際の高齢者の性機能はかなり保持され、性的欲望や関心も持ち続けることが理解されるようになってきました。

老年期になっての性では、肉体的な要素の占める割合が低くなって心理的な要素の占める部分が大きくなりますが、性への関心が生きるエネルギーの一つであることは間違いないようです。高齢者であっても異性との交際は活力と向上心を燃え上がらせます。

性行動には頭に描くイマジネーションが必要です。痴呆老人がどの時期までイマジネーションを描くことが可能なのかは判りませんが、性につながる感情は相当に長く、ときには混乱期の終わり頃まで保たれていることがあるようです。したがって、性的な迷惑行為も、健忘期の初めから、完全に知性や理性による抑制から解放される混乱期の終わりに至るまでみられることになります。

家庭介護で最も頻繁に起こるのは、介護をしてくれている息子の嫁を対象にした性的迷惑行為で、もちろん男性の痴呆老人です。女性は、高齢になると実際の性行為よりも精神的な愛情を求める傾向が強くなるそうで、嫉妬深くなることはあるようですが、性的な迷惑行為にまで及ぶことは極めて少ないようです。

性的迷惑行為の原因は、もちろん性が抑制されていてはけ口がないということもありますが、寂しさや孤独感を癒すためという場合もあります。注意や説教に効果がないのは当然ですが、介護側としても老人の性的欲求を直接満たすことは不可能なので、寂しさや孤独感を抱かせないようにするとともに、エネルギーをほかで発散させることが重要になります。

(八) 妄　想

この本では出来るだけ理屈っぽくならないように心がけているのですが、妄想の成り立ちについては、肝心なところでもありますので、若干堅苦しい記述になるのをお許し頂きたいと思います。妄想は間違った、あるいはあり得ないことに確信を持ってしまうのですが、痴呆の病期では健忘期と混乱期に多く、痴呆期になればほとんどみられなくなります。本人は確信していますので、他からの訂正は不可能で、妄想時の言動を否定されることは当人にとっては現実を否定されることになり、混乱と不安が沸き起こり、妄想状態を増強させることになります(妄想建築)。

痴呆時の妄想は、記憶障害や思考過程の障害、そこに願望や不安が加味され、さらに戸惑いの感情が重なって思考過程に正当な連続性を失い、思考が空想化することが発現の原因になる場合が多いのですが、徘徊老人の一部などは回想が妄想に発展してのものと考えられます。

回想は過去を振り返り懐かしむもので、感情移入を伴います。徘徊老人の一部と同じく、痴呆老人の昔還りなども回想を出発点とした妄想になりますが、現実からの逃避願望を持っている場合が多いという点では、次に説明される積極的に描く空想に類似していて、それが無意識化すれば妄想に変わる点でも大きな違いはありません。

なお、ここでの空想という言葉は、「現実的でないことを頭に思い浮かべる」という広い意味で使っていますが、私は空想には大きく分けて二種類あると考えています。

一つは積極的に描く空想です。空腹時に美味しい食物を頭に浮かべる類ですが、必ずしも楽しいことや望んでいるようなことだけを頭に描くのではなく、もちろんそのような場面が圧倒的に多いとは考えますが、ときには嫌なこと、苦しいことを思い浮かべる場合もあります。普通、空想と言えばこのような意味を持つことが多く、いわば空想という言葉を狭く解釈したときのものです。

二つ目は消極的に描かれる空想です。想像が現実から離れてしまったり、思考過程で、当人の積極的な空想を描こうという意図を挟まずに、それが現実から乖離すれば、現実的でないことが頭に思い浮かんだ状態になりますので、思考途中で思考が空想に変わったものと解釈されます。このように思考の途中で空想に変わっていく情況を私は、『思考の空想転化』と呼んでいます。この場合、当人に空想を描こうという積極的な意図が入っていれば一つ目の積極的に描く空想になりますし、全く意図が入らなければ空想というよりは、既に妄想に近い状態になっていると思われます。

消極的に描かれる空想は、積極的に描かれる空想よりも妄想化しやすいとは考えられますが、思考が空想を経ないで無意識化、すなわち、妄想に転化することの有無については、私自身必ずしも結論を得てはおりません。しかし、瞬間的ではあっても、空想に入ってから妄想に転化すると考える方が自然なのではないかと私は推測しています。

思考過程で思考進行が現実的でない方向に進み、思考が空想化する事態は誰でも日常的に経験していますが、普通はそれが無意識側に移動して妄想に転化することはありません。

思考は現実や事実を把握(認識)することからスタート、過去の記憶を基に思考を進めて判断に至りますが、その途中で過度の願望や不安、戸惑いなどが思考に入り込むと、思考の方向が現実から乖離したり、思考が同じ回路のぐるぐる廻りになったりして(これはパニックになっている情況と思います)、思考が空想化してしまうことは珍しくありません。

痴呆老人の妄想は、痴呆老人の昔還りや徘徊(これらは回想が妄想化したもの)など、一部は積極的な感じがしないでもありませんが、大半はこの消極的に描かれた空想が妄想化して成立するものと考えられます。

例えば、物盗られ妄想の典型は、基本的に物忘れが基になってはいますが、思考の中に姑が嫁を攻撃したいという願望が入り込んだために思考が現実から乖離して空想に転化、転化した空想が妄想に発展したものですし、心気妄想は思考の中に自分が大変な病に罹っているのではないかという過度の不安が入り込んで、現実的でないことを頭に思い浮かべる状態、すなわち、思考の空想転化が起こり、その空想が妄想に発展したものと考えられます。

物盗られ妄想の基になる空想も心気妄想の基になる空想も、多くの人が耽りやすい類の空想なのですが、普通はその空想が無意識側に移動することはなく、意識側に居続けますので、妄想に変わることはありません。

空想が無意識化すれば妄想ということになりますが、空想の無意識化が浅く、意識の世界から無意識の世界へやや移動したと考えられるものに白昼夢があります。すなわち、白昼夢は空想と妄想の中間に位置するものであり、その白昼夢はまさに現実からの、ときにはパニックからの逃避的な行為であると思われます。

例えば、自分の置かれた現状に不満を抱いている老人が、若き日の昔話を夢中で語っているときの気持ちはその時代に戻りきっていて、回想ではありますが現状からの逃避で、まさに夢の中、白昼夢に浸っているものと想像されます。このような白昼夢がさらに無意識方向に移動すれば妄想になります。

徘徊老人が、若かりし頃に勤めていた会社に出勤しようとして出歩くなどの徘徊妄想はこの類であろうと考えられます。なお、徘徊妄想という言葉は一般的ではありませんが、少なくとも徘徊の一部には徘徊妄想と呼ぶに相応しい状態が存在すると私は考えています。

さらに理屈っぽくなって恐縮ですが、妄想やせん妄を語るには欠かせませんので、意識と無意識について私見を混ぜて説明しておきます。

自我は自分を自己として認識しているもので、内的な認識と外的な認識があります。内的認識とは、自分の中で意識と無意識の世界を区別して認識することで、普通、意識と無意識は自我の内的認識によって明確に区別されています。内的認識が障害されると、自己の中で意識と無意識の区別がなくなります。

すなわち、自己の中で、意識の世界と無意識の世界を隔てる壁が取り払われて、意識の世界と無意識の世界が混合された新しい世界が出現することになります。隔てる壁がなくなりますので、意識側に存在した事象は無意識側に移動し、無意識側に存在した事象が意識側に移動して、意識と無意識の混合された世界が創られます(仮に、これを《混合の世界》と呼ぶことにしたいと思います)。

混合の世界の概念から、妄想とせん妄を考えてみます。空想は本来意識側になければなりませんが、隔壁が取り除かれることで、無意識側に移動して(この移動を私は《無意識化する》と表現していますが、この表現での無意識は真の意味の無意識ではなく、むしろ《混合の世界》を指しています)混合の世界に入ると妄想になり、夢は本来無意識側の代表ですが、意識側に移動して(この移動を私は《意識化する》と表現していますが、これも無意識化の場合と同様に、意識化の意識は混合の世界を指しています)混合の世界に入るとせん妄になるのではないかと私は考えています。

したがって、妄想もせん妄も完成した後の存在場所は《混合の世界》で同じということになります。しかし、妄想とせん妄は出発点が全く違い、妄想は空想という意識側から混合の世界へ向かっての移動で、せん妄は夢という無意識側から混合の世界へ向かっての移動になり、その移動方向は逆になります。

せん妄は無意識側からの移動ですので、厳しい現状やパニックなどからの逃避行動的な要素はありませんが、妄想もせん妄も完成した後の存在場所が同じ混合の世界であることもあり、症状の表現に大きな違いはありません。

内容は、どちらかというと、積極的空想から出発した妄想は居心地のよい場面が多く、消極的空想(思考が空想転化したもの)から出発した妄想は不安な場面、夢が出発点のせん妄は恐ろしい場面や嫌な場面が多いようです。

回想は過去を懐かしみ頭に描くものですが、描かれる内容は昔の情況で、空想と同じく現実からは乖離しています。そして、空想と同様に、回想が回想に留まっている間は意識側にありますが、強い願望などが移入されると、とくに痴呆老人などでは容易に無意識方向に移動して混合の世界に入って妄想に変わることになります。

痴呆老人の回想から出発した妄想は、過去の溌剌と輝いていた時代に還ることが多いので、老人にとっては非常に居心地がよいことになります。

なお、白昼夢は空想がやや無意識側へ移動してはいるが、混合の世界に入るまでには至っていない、いわば空想と妄想の中間的な所に位置しているものと推測しています。

外的認識とは、「自」を「他」と明確に区別、自己を自己として認識する事をいいます。自の認識は「魂」の概念を生み出し、肉体と魂が分離して存在し得るという、昔話や民話などに出てくる「魂の飛遊」とか、死によって肉体は滅びても魂は滅びないという、例えば、輪廻(りんね)思考など、死後の世界を思い描く発想につながります。そして、死後の世界を思い描くことが宗教誕生の大きな要因の一つになっていると私は考えています。

外的認識と宗教心とのかかわり合いは興味深いところではありますが、ここでの本筋から外れますので機会があれば改めて考えてみたいと思います。

統合失調症(精神分裂病)では、内的境界と外的境界がともに明確でなくなり、夢と現実の区別がつかなくなりますし、自分と他人とを隔てる壁がなくなりますので、自分の考えていることが全部他人に筒抜けになり、自分個人の秘密が保てなくなります。毎日の生活が外から丸見えのガラスで作られた家に住んでいるような感覚になるそうです。

意識の世界、無意識の世界、混合の世界を模式的（内的認識の概念図）に表すと下図のようになります。

・空想

松木さん一家は奥さんの実家にお祝い事があり、夕方には帰る予定でおばあさんに留守番を頼んで車で出掛けました。祝いの宴が終わり帰路についてみると、祝日でお天気も良かったせいか道路は大渋滞です。これでは帰宅が何時になるか判りません。おばあさんは頭はしっかりしているのですが、足が弱っていてほとんど歩けませんので食事の支度は出来ません。奥さんはおばあさんの夕ご飯を用意してこなかったので心配になりましたがどうにもなりません。

おばあさんは、家で松木さん達が帰って来るのを待っていますが、辺りが暗くなっても帰って来ません。お腹も空いてきましたので、おばあさんは美味しそうな食物のことを考えて待つことにしました。大好きな饅頭にお寿司、こんな物を思い浮かべていると何となく楽しく、少しは空腹もまぎれるようです。そんな所に、松木さんが、

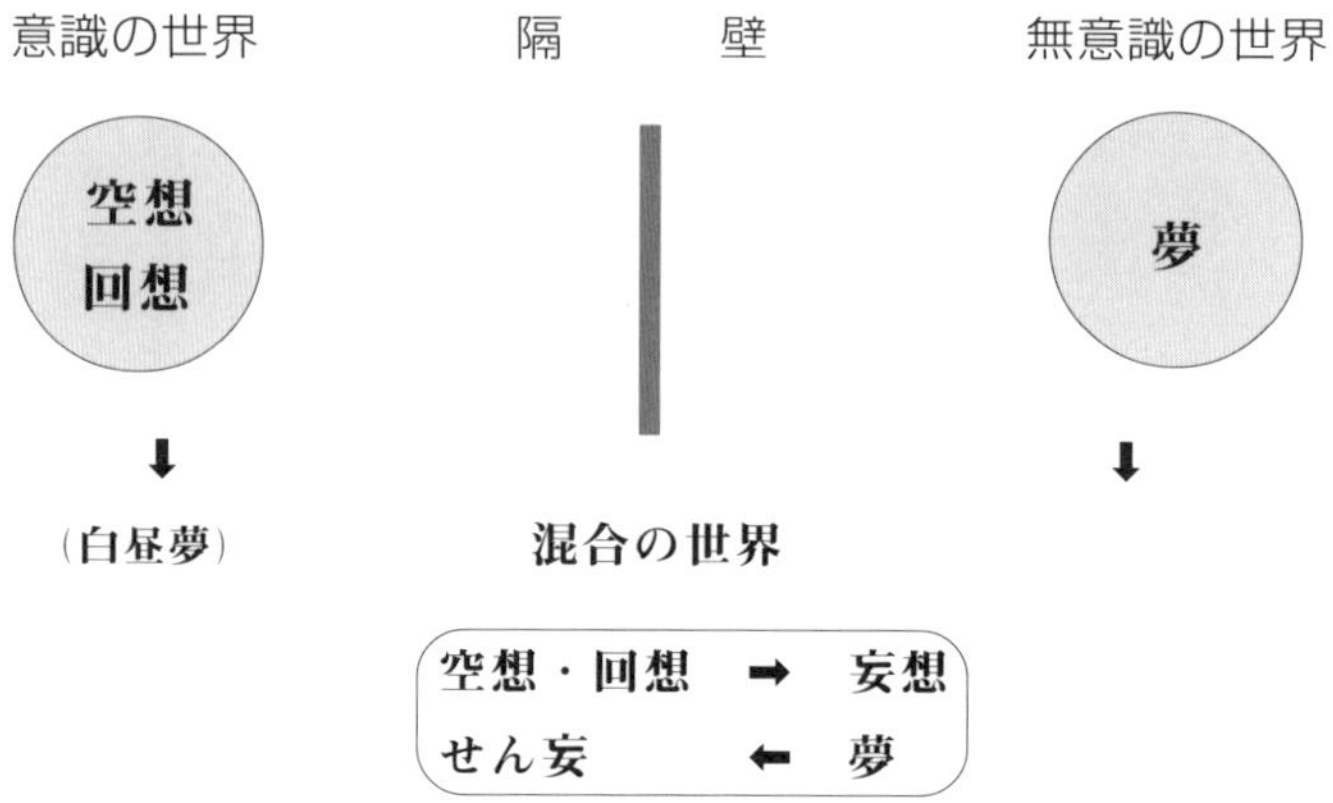

図　内的認識の概念図

「おばあちゃん、遅くなってゴメン！　その代わりおばあちゃんの大好きなお寿司を買って来たから食べて下さい」

と言って帰って来ました。

★　おばあさんが積極的に描いた空想です。普通、空想と言えばこのような場面が多く、いわば、空想という言葉を狭く解釈した時のものです。この場合は本当に松木さんがお寿司を買って来てくれたので、もちろん妄想ではありませんが、もし、それが現実でなく、おばあさんの頭の中だけで松木さんがお寿司を買って来たと変わったものであれば、描いた空想が無意識よりに移動して妄想になっていることになります。

桜木さんは、来月自分が主催する法事のことに考えを巡らせています。桜木さんには初めてのことで、しかも、結構多くの親戚を招待しなければなりません。親戚の中には行事の進行などにうるさい人がいることも知っていますので、その人達の処遇などあれこれ考えているうちに、それらの人達が行事の進行に文句を言い出して場が納まらなくなる所まで考えてしまいました。しかし、我にかえって冷静になってみると、そのような場面を作るような非常識な人などいるはずがありませんでした。

★　これは桜木さんが積極的に空想を描こうとしたものではありません。桜木さんの思考過程で図らずも現実から乖離した情況が頭に浮かんだもので、思考途中で思考が空想に変わったものと解釈されます。この空想が無意識化すれば当然妄想になります。

・回　想

梅田さんのおじいさんが縁側で日向ぼっこをしながら昔を思い出しています。自分が若くて元気もよく、会社では仕事の鬼といわれ、自分でも充実した日々でした。ほとんど無理と思われていた大きな仕事を成し遂げたり、家でも自分の号令通りに事は運びました。そんなあれやこれやを懐かしんでいる時に、孫の花梨ちゃんが学校から帰って来て、

「おじいちゃん、どうしたの、いくら呼んでも返事をしないんだから」

と訝しげに言います。おじいさんは、

「そうかそうか、帰っていたのか、返事をしなくて悪かったな、花梨の声が聞こえなかったよ、おじいちゃんの耳は遠くなったのかな」

と花梨ちゃんに謝りました。

★ 梅田さんのおじいさんは自分の若かった昔に浸りこんでいたために花梨ちゃんの声が耳に入らなかったものと考えられます。勿論、この状態が無意識側に移動すれば妄想になり、痴呆老人では回想を意識側に留めておく事は困難で、簡単に無意識側に移動して徘徊妄想などになります。

・夢

樫屋さんのおばあさんが朝早く汗びっしょりになって寝室から出て来ました。朝食の支度をしていた息子のお嫁さんに、

「大変な夢を見たよ、娘がまだ小さくてねー、行方不明になったんだよ。警察に電話しても来てくれないし、家の皆に頼んでも知らん顔で薄情なもんだ、私一人で探しに行こうとした所で目が覚めたからよかったけど」

と目覚めぎわに見た夢の話をします。お嫁さんは、

「夢で良かったじゃない、本当だったら大変よ」

一応話に乗ってあげます。それでもおばあさんは、

「皆の薄情なのには腹が立つねー」

となかなか納まりませんが、お嫁さんは夢を怒っても仕方がないのにと思いながら朝食の支度を続けました。

★　この場合のおばあさんは今の所は夢を夢と認識しているようですから問題は起きませんが、これが意識側に移動するとせん妄になります。目覚めてから夢の中の出来事に怒りを示すのは夢が少しは混合の世界に近づきつつあるのかもしれません。

・白　昼　夢

少しだけ昔話から白昼夢を考えてみたいと思います。「見るなの座敷」に分類されている昔話のほとんどは、貧しい生活をしている村人が、貧しさからの逃避行動として白昼夢に耽るものです(このような昔話が白昼夢であるという解釈は普通ではないと思いますが、私はそのように理解しています)。極端な貧しさで現実があまりにも苛酷なために、現実からの逃避行動として、現状とは極端にかけ離れた幻の世界を脳裏に描き(積極的に描く空想)、描かれた幻が若干無意識側に移動して白昼夢になったお話と考えられます。

「見るなの座敷」に分類されている昔話は全国的に数多くあるのですが、代表的な話の大要を紹介しておきます。

昔々、山深い小さな村に樵の若い男が暮らしていました。男は三十歳も過ぎているのですが、その日の食物にも困るような貧しい生活でしたので、妻を娶ることも出来ませんでした。今日もいつものように、斧を持って山道を歩き、仕事も捗らず疲れて切り株の上で一休みしていました。そこへ若くて美しい女が足を引きずりながら通りかかりました。この辺りの在所に暮らしている女ではなさそうでしたので、若者は、

「あまりお見かけしない方のようですが、如何なされました」

と問いかけました。女は、

「私は、あの谷を越えた山の向こうに住む者ですが、帰る途中に草履が切れて難儀をしています」

と答えました。若者は持っていた布を使い上手に草履を繕ってあげました。女は、

「ありがとうございました。お礼におもてなしがしとうございます。一緒に私の家にお出で下さいませんか」

と言いますので、若者は女の家に行くことにしました。山や谷を幾つか越えて歩いていくと、目の前に大きなお屋敷が現れました。女は、

「さあ、着きました、どうぞお入り下さい」

と言います。若者が入ってみると、それはそれは大きなお屋敷で部屋も数えきれないくらい、広い庭には見事に茂った木々に小鳥が囀り、地面には一杯に花が咲いておりました。女は沢山のご馳走で若者をもてなし、若者は居心地の良さから帰るのを忘れて、いつのまにか夫婦の暮らしになっていました。子供も生まれての楽しい日々が流れていましたが、ある日、女が、

「私はこれから両親に子供を見せに行ってきますから留守番をしていて下さい。退屈でしたら奥にある座敷を覗いてもいいですが、十三ある座敷の中の十三番目の座敷だけは絶対に覗かないで下さい」

と言って出掛けて行きました。若者は、一人で退屈になったので座敷を見ることにしました。一番目の座敷にはしめ飾りがあってお正月の支度がしてあり、二番目の座敷は雪景色の中にお酒がチンチンと燗がされてご馳走も並んでおりました。三番目の座敷、四番目の座敷と覗いて、十二番目の座敷を見終わると、どうしても十三番目の座敷も見たくなり覗いてしまいました。その時、その座敷から鴬が飛び去っていくのと同時に、女が泣きながら帰ってきて、

「どうして見ないでと言った十三番目の座敷を見たのですか、これで私達のこれまでの暮らしは終わりになりました」

と言うと、女は鴬に姿を変えて飛び去りました。と同時に、若者は山道の切り株の上に以前の姿で座っておりました。

★　全国にある「見るなの座敷」のお話は、場面や登場人物などが違ってはおりますが、おおよそは似た構成になっています。白昼夢的な感じがするのは私だけでしょうか。

・被害妄想

柿本さんの家では子供達はそれぞれ独立して遠くに住んでいますので、奥さんの菊子さんと八十歳を過ぎたおばあさんの三人暮らしです。このおばあさんは常に毅然としていて勝ち気な性格です。菊子さんは嫁いで以来おばあさんと一緒の生活ですが、昔流に言えば、仕えていたという感じで過ごしてきました。菊子さんは必ずしも快く思っていたわけではありませんが、おばあさんに逆らえば家の中に波風が立ちますので仕方なしに言う通りにしていました。

今も少々足腰に衰えがみえますが、流儀を変えずに自己を押し通しています。ある日、柿本さんが出勤した後に菊子さんが朝食の後片づけをしている所におばあさんが不機嫌そうな顔をしてやって来ました。おばあさんは、

「菊子さん、箪笥の引き出しに入れておいた私の財布が見当らないんだけど、何処へやったの」

と菊子さんが知っているに違いないと確信しているようです。菊子さんはおばあさんの財布などに触れたこともありませんので、

「おばあちゃん、私はこの所おばあちゃんの財布なんか見たことないわよ、何処かに仕舞い忘れたんじゃないの、探してみたら！」

と突然の濡れ衣に困惑しています。おばあさんは、

「菊子さんは私を馬鹿にしているの、私は年は取っているけど自分の財布を何処に置いたか忘れるほど呆けちゃいないよ、持っていったんなら早く返しなさいよ」

と菊子さんに詰め寄ります。仕方がないので菊子さんはとりあえずおばあさんと一緒に財布を探すことにしました。財布がおばあさんの布団の下にあるのを菊子さんがみつけました。菊子さんは、

「ほら、おばあちゃんの財布、布団の下にあったわよ、やっぱり、おばあちゃんが仕舞い忘れたんでしょ」

と言って財布をおばあさんに渡しました。おばあさんは、

「菊子さんが隠して場所を知っているからみつけたんだ、菊子さんも性悪だね」

と言っています。菊子さんはこれ以上おばあさんに逆らってもしようがないと考えて朝食の後片づけに戻りました。その日の夕食が終わっておばあさんが自分の部屋に行ってから、菊子さんは柿本さんに今日の出来事を話しました。柿本さんは、

「困ったね、振り返って考えてみると、最近のおばあちゃんは物忘れもはげしくなったようだし、日常的なことは特別支障がないようだけど、子供達が帰って来た時などに対応が少し変かな、という気がするんだよ、ひょっとすると痴呆が始まったのかもしれないね。うちのおばあちゃんに限って呆けるなんて考えられなかったんだけど」

と心配そうに言いました。菊子さんは、

「そうねー、おばあちゃんもこの所自分の物忘れがはげしくなったのは気づいているようだし、体の自由がきかなくなったこともあってか、私に当たることも多いのよ。何でも自分が一番でないと気がすまないおばあちゃんだから、これから大変かもね」

と言いながら、仕方がないという顔をしています。柿本さんも、

「様子をみながら対応していくよりしょうがないけど、覚悟はしておかないと」と話を締め括りました。

★　被害妄想には、物盗られ、悪口を言われる、殺される、毒を盛られるなどがありますが、痴呆老人で頻度が多く、しかも、介護を続ける上で厄介なのは物盗られ妄想です。この例のように、物盗られ妄想で初めて痴呆に気づかれることがありますが、振り返ってみると既に何らかの痴呆症状がある場合がほとんどです。実際、痴呆の初期には、日常生活が定常的で変化を要求されない状態では目立った異常行動を現さないことは少なくありません。

妄想は自分自身が現実に対応出来ないことへの不安や戸惑いが思考に入り込んで思考を混乱させ、混乱した思考が時には自己防衛的な逃避を目的としたり、時には止めどない情況悪化の方向に進展して空想に転化、その空想が無意識化して成立する類がありますが、物盗られ妄想もその一つと考えられます。

ここでの空想は、基本的には消極的に描かれるものですが、思考の空想転化に際して、物盗られ妄想には自己防衛的な要素や願望(介護者への攻撃願望など)が思考に入りますので、描かれる空想には若干の積極的な要素を含みます。それに反し、後で述べる嫉妬妄想や貧困妄想、心気妄想のように、思考が情況悪化の方向にのみ進行して空想転化する場合は、消極的にのみ描かれる空想(当人は空想を描こうという意図をほとんど持っていない)になります。

痴呆老人の妄想が物盗られ妄想になるには、老人を取り巻く環境とともに性格と性別が大きく関与します。生活環境は、日常的に優しい変化の少ない環境で、家族などとの関係も良好に保たれていれば物盗られ妄想などに陥る可能性が低くなるのは当然です。性格は、老いを受け入れずに老いと戦う攻撃的な性格の人が、自分に障害が出て介護を受ける立場になっても、それを素直に受け入れられず、どうしても世話にならなければならないと自覚したときに戸惑いが大きくなり、思考の空想転化から妄想に陥りやすくなります。この例のように、本来、自分が優位であった相手との立場の逆転（菊子さんに従わなければならなくなる）を素直に受け入れることが出来ずに反発心が生まれて攻撃的になり、その攻撃性が物盗られ妄想を作る一つの要因になります。したがって、物盗られ妄想の対象者は、今後自分を介護してくれる最も身近で頼りにしなければならい人ということになります。

妄想が「物盗られ」になるもう一つの大きな要素は性の違いにあります。

一般的に、男性は地位や名誉にこだわり、女性は家庭や物にこだわると言われます。また、男性は年を取って仕事を失うと急激に元気がなくなる人が多いのですが、女性は年を取っても家庭での位置も比較的変わらず、男性ほど一挙に役割や目標を失うことがないことや、年を取っても活力を失わないという特質が相俟って元気を保ち続け、物への執着心も損なわれることがほとんどありません。妄想が「物盗られ」になるためには、物への執着心と攻撃性を保つためのエネルギーが欠かせません。したがって、物盗られ妄想に陥る大半はそれらを保ち続けている女性ということになります。

痴呆初期の物盗られ妄想は、攻撃願望が思考の空想転化に大きく関与しますので、攻撃の対象者は特定され、その表現も執拗で、置き忘れた物がみつかっても「お前が隠しておいたくせに」などと、あくまで対象者を悪者にするなど、事件解決に難渋、時には介護の継続を困難にさえします。これは痴呆が進行していないために、自分が忘れたことに対する戸惑いが大きく、その上、対応する感情障害が少ないことから不安感が強く、攻撃願望も萎えることがないからと考えられます。

痴呆が進み混乱期になると、再生出来る記憶量も少なくなり、思考過程の方向が定まらなくなって、導き出される判断も固定されない上に、出された判断に対応する感情も希薄になってきますので、物盗られ妄想が現れても、痴呆初期の妄想とは違って、攻撃を向ける妄想対象も一定せず、持続時間も短くなります。しかも、混乱期の物盗られ妄想は、物を仕舞った場所を忘れたことに対する戸惑いは大きくても、感情面での反応が小さいことから、失せ物が出てくればそれ以上妄想が発展することなく解決してしまいます。

また、この期の物盗られ妄想は、妄想対象者への敵対感情の関与が少ないことから、元々の性格にはあまり左右されないようです。

物盗られ妄想への対応は、痴呆混乱期では妄想対象も必ずしも固定されておらず、置き忘れによる失せ物が見つかればとりあえずは解決することが多いので、老人と一緒に失せ物を探す、毎回同じものであれば前もって代替品を用意しておいて探しやすい所に置く、大切なものは一緒に金庫などに仕舞い、老人からの要求があればその都度出して見せることで納得させる、などでよいと考えられます。

痴呆混乱期のこのような異常行動は、ライフイベントとの関連が小さく、継続する期間もそれ程長く続くことはないといわれていますので、家庭での介護が不可能になるような大きな問題に発展することは少ないようです。

・嫉妬妄想

松野さんは退職して十年になりますが、奥さんの蘭子さんと二人、サークル活動などにも一生懸命でまずは平和な毎日です。今日も二人でダンスの会に参加、心地よい汗を流した後の帰り道に車の中で話が弾んでいます。松野さんが、

「このところ栗田さんの奥さんの顔が見えないね。以前は人一倍熱心に参加していたのにどうしたんだろう、どこか具合でも悪いのかな」

とハンドルを握りながら何気なく切り出しました。蘭子さんは、

「そうね、最近お見えにならないわね。あの奥様、美人だから会えなくて残念なんでしょう」

蘭子さんは冗談まじりに答えました。

「美人は多いほうが楽しいからね、御病気でなかったらいいいんだけど」

と言う松野さんに蘭子さんは、

「実はね、先日デパートで栗田さんの奥様に偶然会ったの。奥様にお茶でも、と誘われて喫茶店で少しの時間お話を伺ったのよ。あなたが心配する奥様は元気なんだけど、御主人がねー、あなたも以前一度か二度御主人に会ったことがあるでしょう」

と松野さんに問いかけました。松野さんも、

「そうだね、もう大分前になるけど確かにお会いして挨拶をしたことがあるよ。ちょっと暗い印象だったな、その御主人がどうかしたの」

と少し真剣な顔になっています。蘭子さんは、

「そうなの、栗田さんの御主人、退職してから元気がなくなって、ほとんど外にも出ないらしいの、それでも以前は奥様が出掛けても特別不平や文句を言うことはなくて一人でお留守番をしていたんですって、だから、奥様は一人でダンスの会にもいらしゃっていたのね、なかなか活発な人だから。ところが、最近物忘れがはげしくなったと思っていたら呆けが始まったようで、奥様が外出しようとすると、誰と浮気をしに行くんだ、とか、俺をどうする気だ、なんてことばかり言うようになったんですって。家の中に居ても奥様の姿が見えないと大声で呼ぶんで買物に行くのも大変なんだってこぼしていたわ」

蘭子さんは栗田さんの奥さんがダンスの会に来なくなった理由を話しました。松野さんは、

「そうだったの気の毒に、それなら御主人も一緒にお出でになればと思うけど、御主人はそれも嫌なんだろうね。まあ買物とかお散歩とか、出来るだけ奥さんが御主人を連れ出すより仕方がないんだろうね」

と栗田さんの奥さんに同情します。蘭子さんは、

「男の人は仕事を止めると途端に元気がなくなるんだから、仕事だけが生き甲斐みたいね。あな

たは大丈夫なんでしょうね。あなたが何と言おうと私は閉じこもりませんから覚悟しておいてね」と冗談で松野さんを脅かしましたが、ちょうど車が家に着いたので話は終わりになりました。

★　嫉妬妄想も物盗られ妄想と同様に、思考、判断に間違いが生じた結果、不安と戸惑いの感情が拡大、相手（大抵は連れ合い）が浮気をするのではないか、あるいは、自分が捨てられるのではないかなど、現実的でないことを思い浮かべるという空想転化が起き、その空想が無意識側に移動して混合の世界に入り妄想になるものと考えられます。

一般的に、空想の多くは（特に積極的に描く空想）現実からの逃避を目的としていますが、嫉妬妄想や貧困妄想、心気妄想などで描かれる空想は情況の悪くなる方向にのみ増幅され、したがって、現実からの逃避も出来ず、ますます深みに入ってしまいます。このような空想が妄想化した場合、本人の言動は非常に深刻で執拗なものになる可能性が大きくなります。

年を取ると男は活力がなくなり、女は元気を持ち続けることが多いので、相手へのしがみつき行為や嫉妬妄想の多くは夫による妻へのものですが、それが妄想なのか元々の性格が強調されたものかの区別は、多くの嫉妬妄想が痴呆初期であるだけに必ずしも容易ではありません。本来の性格の延長上に嫉妬妄想が生まれると考えたほうが理解しやすいのではないかとも考えられます。

性格的に元々疑い深かったり依頼心が強く自立度の低い人が嫉妬妄想に陥りやすいようですが、身体情況や家庭情況、過去の体験などが関与するのは当然と考えられます。

嫉妬妄想の対象にされる配偶者は、行動が制限されることから精神的な鬱陶しさを感じ、時には妄想者からの逃避行動をとることがあります。そして、その逃避行動が嫉妬妄想の激化という悪循環を形成する危険性があります。

嫉妬妄想への対応は、妄想の発現には不安と寂しさがあり、妄想対象者に対する劣等感がありますし、自分の出来ることが少なくなって相手に依存しなければならないという心理状態は安定感を欠いて嫉妬につながりますから、共有する時間を多くするように、可能ならばこの例で松野さんが言ったように買物などの外出も一緒に行くようにします。

・貧困妄想

柿谷さん夫婦は共稼ぎで、昼間はおじいさんとおばあさんの二人がお家に居ます。おばあさんは元気でお買物にも行けますし簡単な家事仕事もしています。ただおじいさんは、このところ物忘れが目立ち始め元気がなくなってきたのが柿谷さんも奥さんの菫さんも少し気がかりになっています。先日もおばあさんが菫さんと一緒にお勝手で食事の支度をしている時に、おばあさんが、

「おじいちゃんねー、近頃物忘れはするるし、何だか元気がなくてぼーとしていることが多いの。以前のように本も読まなくなったし、私が言わなければ自分から何かをしようとすることもほとんどなくなったみたい、呆けてきたのかしら」

と心配そうに菫さんに言いました。菫さんも、

「そうねー、私もおじいちゃん元気がなくなったみたいなので何処か具合の悪い所があるんじゃないかって気になっていたの、一度お医者さんに行くように言ってみたらどうかしら」

菫さんもおばあさんと同じように感じていたようです。おばあさんは、

「お医者さんに行ってくれればいいんだけど、昔から医者嫌いだし、最近は頑固になっているからまあ無理ね。先日なんかね、私が少し元気を出してお散歩にでも行こうかって誘ったら、心配事があってそんな気にはなれないって言うのよ。心配事って何なのって尋ねたら、変な事を言うの、俺達のこれからの暮らしはお金がなくて難しいんじゃないかなんて、変でしょう」

おばあさんはますます心配がつのってきたようです。菫さんはおばあさんをこれ以上落ち込ませないように、

「二人とも年金はあるし退職金だってほとんど残っているんだから、お小遣いにも不自由していないのにねー、夕ご飯の時にでも私達がおじいちゃんに話してみるわ」

ということで話を打ち切りにしました。菫さんは事の顛末を柿本さんに説明し、夕食後に二人でおじいさんに話をしてみることにしました。その日もいつものように家族皆での夕食でしたが、おじいさんは食欲がないのか早々に食べ終わって部屋に引き上げようとします。柿本さんが、

「おじいちゃん、食べる量が少なくなったみたいだけど何処か具合でも悪いの」

と尋ねてみました。おじいさんは、

「体は別に悪い所はないんだがね、ちょっと心配事があって」

と言います。柿本さんが心配事について尋ねると、今日おばあさんが言っていたようにお金のことのようです。おじいさんは、

「実はねー、私が働いていないから収入は年金だけだろう、年金だけでこれからも暮らしていけるかどうか考えているんだけど無理だよね、どうしたらいいんだろう」

おじいさんは心配そうに言います。菫さんは、

「おじいちゃん、毎日の生活は私達の給料で充分なんだし、おじいちゃん達は年金を全部お小遣いに使えるんだから心配ないんじゃないの」

と当然のことを言います。しかし、おじいさんは、

「そうは言ってもねー、私達だっていつまでもお前達の世話になっているわけにもいかないし、ばあさんとこの先どうやって暮らしていけばいいのかと考えると心配で心配で」

おじいさんは本当に心配の様子です。柿本さんは、

「おじいちゃん！おじいちゃんもおばあちゃんもこれから先ずーと私達と一緒に暮らせばいいんだから、そんな心配いらないいんだよ」

と言いましたが、おじいさんの顔はとても納得したようには見えませんでした。おじいさんとおばあさんが自分達の部屋に戻ってから、柿本さんは菫さんに、

「おじいちゃんね、前に何処かで聞いたことがあるんだけど、貧困妄想じゃないかな。現実にはお金がなくて困ることなんかないのに、お金がないと困るんだろうなー、がいつのまにか、お金がなくて困る、に変身してその心配が何の根拠もないのにどんどん大きくなって本人もどうにもならなくなるらしいんだ。そうだとすると、おじいちゃんは痴呆の始まりかもしれないね。これからはおばあちゃんだけに任せておかないで私達も少し注意しないといけないね。菫も仕事もあって大変だろうけど頼むよ」

とお願いしました。菫さんは、

「判った、私なら大丈夫、でも貧困妄想にはどうやって対応したらいいんでしょう、妄想に説得は駄目というのは聞いたことがあるけど」

と大丈夫とは言いながら少し困った様子です。柿本さんは、

「私にもよくは判らないけど、私達が積極的にかかわって外に連れ出すなどで気分転換を計かるのが一番じゃないのかなー、私もお休みにはドライブにでも連れていくことにするよ」

ということで今日の話は終わりにしました。

★　とりあえず生活を継続するに支障のない程度の貯えや年金、あるいは、子供達からの支援があるにもかかわらず、お金がなくて暮らしが出来なくなるのではないかという不安や、これから予定している行事などに必要なお金がなくて困るのではないかという心配が頭の中に充満してしまいます。
　社会の第一線から引退した多くの老人は、最早自分の力で収入を獲得することが出来なくなっています。しかも、年とともに喪失を重ねて、自分が頼りに出来るものの残りも少なくなっています。そのなかで老いて最も頼れるものはお金であると信じている人達は少なくなく、また実際にその通りで

もありましょうが、老人は特にお金に拘りやすい傾向にあります。この拘りが、正しい判断が出来ないことと重なって不安の感情を沸き出させて頭を占拠、思考が空想転化し、それが無意識方向に移動して貧困妄想が成立することになります。

妄想の基になる空想の性格に若干の違いはありますが、同じようにお金に対する拘りから出発して、貧困妄想にならずに物盗られ妄想になる場合もあります。何故一方は貧困妄想になり、他方は物盗られ妄想になるかの分かれは、痴呆老人自身の性格にもよりますが、老人に残っているエネルギーと攻撃対象の有無が大きく関係するのではないかと考えられます。

情況的に、痴呆老人が攻撃しなければならないような妄想対象者が存在し、また老人に攻撃出来るエネルギーが残っていれば、貧困妄想ではなくて物盗られ妄想になるのかもしれません。

物盗られ妄想（特に痴呆初期）では妄想の対象者が特定されることが必要なので、特定の攻撃対象もなく、また攻撃の必要もない環境の下では、あるいは攻撃対象があっても攻撃に要するエネルギーがない場合は、元気のよい物盗られ妄想にはならずに、どちらかというと元気に欠ける貧困妄想になるものと考えられます。

この例で菫さんが言っているように、貧困妄想も他の妄想と同様に説得などは無効であるばかりではなく、混乱を深めます。したがって、老人の興味を他に向けて気分転換を計る、老人の住んでいる環境を出来るだけ居心地の良いものにすることなどが重要になります。

（九）作　話

杉野さんと松井さんはお隣同士、杉野さんの家にはおばあさんがいますが、今日は老人会の会合に行って留守です。鬼のいぬ間の洗濯ではありませんが、久しぶりに杉野さんの奥さんが松井さん

の家に上がり込んで奥さん同士でお茶飲みをしながら井戸端会議をしています。杉野さんが、

「うちのおばあちゃんねー、この頃物忘れがひどくなったのよ。それは年だから仕方がないんだけど、自分が仕舞った場所を忘れるくせに何でも私のせいにするんで困っているのよ。先日も眼鏡がなくなったって大騒ぎ、私に何処かへ持っていったんじゃないかって言うのよ。おばあちゃんの眼鏡なんか私が触るはずないわよねー。挙げ句の果てに、私に新聞も読ませないようにするつもりか、なんて嫌味を言うの、結局は自分が針箱の中に入れたのを忘れていたくせに」

おばあさんのことを口説きました。松井さんは、

「大変ねー、うちには年寄りがいなからいいけど。そういう場合、失せ物が出てきた時はどうなるの」

と尋ねました。杉野さんは、

「それがねー、どうあっても自分が置き忘れたとは認めないのよ。私がそこに置いたに違いないって頑張るの、年寄り相手に大人げないとは思うんだけど腹が立つわよ」

その場面を思い出して本当に怒っています。松井さんは、

「日頃はそんな感じないのにね、お会いしてもきちんとしたご挨拶をなさるし、呆けてるとも思えないから、あるいは判っていていてあなたへの嫌がらせをしているのかもよ」

と素直な感想を述べます。杉野さんは、

「それがどちらか私にも判らないのよ。おばあちゃんに、本当に忘れたの、それとも私に対する嫌がらせなのって聞いても、嫌がらせなんです、なんて答えるわけないし。まあ年寄りのすることだからと思って我慢するわ」

と愚痴が言えたことで少しは腹の虫も納まったようです。

★　作話を作話と決定づけるのは原則として、話をしている当人が作話であることを自覚しているか

どうかにかかります。痴呆初期の物盗られ妄想では攻撃対象を限定した妄想が多く、時には作話的に感じられる場合もありますが、真の妄想であれば本人に作話としての自覚はないことになります。

一方、自分が何処に仕舞ったのか忘れてしまったことを自覚していながら、故意に自分の物忘れを隠したい、あるいは特定の人物を攻撃したいなどで、「盗まれた」と表現する場合は作話になります。

痴呆初期には、日常の生活にはとりあえず齟齬をきたさないで適応している場合も多く、このような例では未だ家族も痴呆老人としての認識がないために、物盗られ妄想の症状が現れても、妄想ではなく嫌がらせのための作話としか受け取られないような場合もあります。実際、物盗られ妄想の中にはそのような作話も混入していると思いますが、それを確認するには当人に作話としての自覚の有無を確かめることが必要になります。

しかし、自分のお金(財布など)が盗まれたと騒いでいる当人に作話かどうかを尋ねても、もしそれが作話であったとしても作話であることを認めるはずはありませんので、結局は作話なのか妄想なのかの区別はつかないことになります。したがって、物盗られ妄想などでの痴呆老人の言動が作話なのか妄想なのかを区別することは、特に痴呆初期の場合にはほとんど不可能ということになります。

そして、作話か妄想かの判断が出来ない時は、当人も作話か妄想かの区別が曖昧になっていることが多いので、とりあえず、妄想と解釈して対応するより仕方がないものと考えます。

(十)幻　覚

橘田さんの奥さんが、お布団に入って本を読んでいる橘田さんに、

「今日、私のお友達から変な話を聞いたのよ。その方のお母さんは戦争で子供を亡くしたんだって、子供っていうのはその方のお兄さんになるわけだけど」

と話し始めました。橘田さんは、

「戦後はそういう気の毒な親が多かったんだろうね。今ではそんな体験をしている人達も九十歳を過ぎる年齢になっているはずだから、生きている人は少なくなったと思うよ」

と奥さんの話に乗ってきました。奥さんは、

「戦後間もなくのことだから今では昔の話なんだけど、その方のお母さんの許に息子さんが戦死をしたという公報が届いてから、お母さんはその息子さんに会いたい会いたいという思いが大きくなって自分でもどうしようもなくなったらしいの。絶対不可能ということはもちろん判っていたんでしょうけど諦めきれないことってあるわよね」

橘田さんに同意を求めます。橘田さんも、

「そうだね、ある程度の年齢になっている人なら一度や二度はそんな経験があるのかもしれないね」

と奥さんの話の続きを促します。奥さんは、

「その日もベッドに入ってから眠れないで息子さんのことを考えていたんですって、そうしてひょっと目を開けてみたらお母さんのベッドの脇にその息子さんが立っていたんだそうよ。息子さんは何にも言わないで黙ったままなんでお母さんは夢なんだろうかと思ったそうだけど、自分はまだ眠っていないんだから夢のはずはないって言ってらしたそうなの。そんな事ってあるのかしら」

と不思議そうに言いました。橘田さんは、

「眠り始めの非常に浅い睡眠期に夢を見ると、自分は眠ったという感じがないために夢が現実の現象として認識されることがあるんだそうで、入眠時幻覚というそうだが、この場合も多分それなんじゃないかな、本当に息子さんが来るわけないんだし」

と説明し、奥さんも納得したようです。

★　幻覚は実際には存在しない物が見えたり、存在しない音が聞こえたりする現象ですが、正常な人でも、叶えられることのない望みや大きな恐怖心が幻覚を招く場合があります。

この例の場合は夢を現実と誤って認識したもので若干趣は異なりますが、一般的にいわれる幻覚は、自分の内部から湧き出た思い(それが望みであっても恐怖であっても)が、大きく膨らみ過ぎて内部に留まっていることが出来ずに体の外に飛び出して、実存しているものとして誤った感知がなされるものと考えられます。

幻覚が出現しやすい疾患は、アルコール中毒、統合失調症(精神分裂病)、てんかん性精神病、せん妄などに加えて、脳血管障害や老人性痴呆(アルツハイマー型痴呆)などの脳器質疾患があります。

老人性痴呆の幻覚はせん妄を併発した時に多く、せん妄状態では幻視や幻聴は殆ど必発になります。せん妄における幻覚は夢(無意識)が現実の世界(意識)に入り込んだもので、幻視や幻聴が現れるのは当然と考えます。

せん妄はある程度予防も出来ますし、多くは治療によって回復もしますので、老人性痴呆にみられる幻覚はせん妄対策ということになります。

(十一)抑　うつ

梅谷さんのおばあさんは書を趣味にしていて、今日は展示会がありますので梅谷さんと会場に出掛けました。奥さんの蓮子さんは珍しくおじいさんと二人でお留守番をすることになったので、おじいさんを誘ってお茶飲みをしています。世間話のあれこれが進む中でおじいさんは、

「私も退職して十年になる、長いような短いような十年だったよ」

とちょっと昔の会社勤務時代が懐かしいようです。蓮子さんは、

「でも、おじいちゃんは趣味も沢山持っているし、毎日が楽しいんじゃないですか。世間のお年寄りの中には生き甲斐になるような趣味がなくて元気をなくしている人が多いそうよ。そこへいくと、うちのおじいちゃんもおばあちゃんも立派な生き甲斐を持っているから安心だわ」

とにこやかに応じます。おじいさんも、

「そうだね、ばあさんも私も生き甲斐といえるかどうか判らないけど、取り敢えず毎日することがあるから退屈はしないよ。しかしねー、先月私が出席した職場のOB会、皆の話を聞いていて寂しくなったよ。皆もう年だから親はいないのが当たり前なんだけど、兄弟がみんな亡くなって一人だけ残ったとか、中には奥さんに先立たれ子供は遠くに住んでいて一人暮らし、朝起きてから夕方まで何をして過ごそうかと考えると朝になって目が覚めても布団から出る気がしないなんて言っていた人もいたよ、現役時代あんなにばりばり活躍していたのが嘘のように寂しそうで可哀相に感じたね。それでも会に出て来れる人達はいいほうらしいよ、気分の落ち込みがはげしくて外にも出られなかったり呆けが進んで人前に出されなくなった連中もいるそうだよ」

他人事ながらおじいさんも少し寂しそうです。聞いていた蓮子さんはおじいさんを落ち込ませないように気を使って、

「でも、おじいちゃんはおばあちゃんも元気だし家族と一緒なんだから大丈夫よね、元気元気でやりましょうよ」

と励ましにかかりました。おじいさんは、

「そうだね、私も血圧が高くて薬を服んでいるけど、まあ何処も悪くないなんてのはほとんどいないみたいだったな、年を取れば仕方がないんだろうけどね。そんな中に数は少ないんだけど現役の頃より何か生き生きしているのがいるんだよ。聞いてみると、絵を描いているんだって、そ

の人の話では学生の頃から絵が好きで本当はそっちに進みたかったんだけど家庭の事情でそうはいかなかったらしんだ。その代わりに退職してからは特に稼ぐ必要はないし時間はあるしで絵に没頭しているらしい。結構展覧会なんかにも入選して今や地方では有名なんだって、こんな人は羨ましいね」

と本当に羨ましそうに言います。蓮子さんは、

「おじいちゃんだって俳句で雑誌に載ることもあるし、おばあちゃんは書で展覧会に出ることもあるじゃない、もっともっと頑張っていい作品作ってよ」

と言ったところに、おばあさんが満足したようなにこにこ顔で梅谷さんと一緒に帰って来ました。

★　老人は気分が落ち込む材料には不自由しません。退職による仕事の喪失、近親者や配偶者の死、近所付き合いや家庭内での役割の喪失、そして、最も大きく気分に影響するのは仕事上の目標がなくなること、そして、子育てなどの家庭での目標がなくなることかもしれません。また、そのような喪失の連続の中で、同時に年齢的にも身体的な障害が起きやすく、体力や知力の低下も認識せざるを得ません。

　老人は心身の能力が低下した状態で、喪失の連続した環境に適応して生きていかなければなりませんが、誰でもが老いを抵抗なく受け入れて、そのような環境に適応出来るとは限りません。老いの受け入れに抵抗し、迫り来る老いに戦いを挑んだとしても勝敗は見えています。老いは次から次へと限りなく喪失という兵力を注ぎ込んできますし、戦いを挑んだ老人は年月の経過とともにますます能力が低下してきます。戦いの決着は、渋々老いを受け入れるか、ストレスが許容範囲を越えて精神的、あるいは肉体的な破綻をきたすかのどちらかになります。

　また、老人は未来に展望がありませんから過去を振り返る事が多くなります。活力の満ち満ちた頃のよい思い出を回想して楽しむのは結構なのですが、誰でも、過去には苦い思い出や進む道の選択を

誤ったと感じて後悔することがあるものですし、しかも、老人は歩いてきた道程が長かったぶんだけそれらの思い出も多くなっています。そのような不愉快と感じる思い出も老人の落ち込みを加速させることは間違いありません。

精神的にも肉体的にも能力の低下を認めざるを得ない情況で、自分自身に自信を失った老人が、変化していく環境への適応に四苦八苦しなければならず、しかも、行く手に目標が見い出しづらいという情況では、老化による気分の落ち込みには納得せざるを得ず、老人の抑うつはまさに老化の延長線上にあるものと解釈して差し支えないと考えられます。

稀には、定年退職などで生活の糧を得るための仕事から解放されて、自我の得意分野に向かって邁進し成果を挙げている人もいます。人間誰でも得意分野があるはずですが、選んだ職業が必ずしも得意分野や興味の持てる分野であるとは限らないわけで、職を辞してから初めて得意分野で隠されていた才能を発揮する可能性は充分にあり得ます。

痴呆老人の病的なうつ症状は痴呆初期にのみ現れ、混乱期以降にはほとんどみられません。うつ症状の出現には、ある程度は自分の置かれた情況が判断出来て、その判断に対応する感情にも極端なずれのないことが必要で、混乱期以降になると、情況の判断とその判断に対応する感情との間に大きなずれが出てくるために抑うつにはなりにくいものと考えられます。うつの症状には精神症状と身体症状があります。

【精神症状】

抑うつ気分＝気分が落ち込んでマイナス思考になり、積極的に行動をしなくなります。とくに午前中に症状が強く現われます。

思考停止＝考えが前に進まないで堂々巡りになり判断にまで到達せず、仕事の能率が低下します（思考の堂々巡りは時にパニックに発展することがあるものと考えます）。

強迫思考＝ある事にかかわることが自分でも意味もなく不合理であることを理解していながら、意志に反して同じことが繰り返し頭に浮かんできます。

離　人　感＝自分や外界についての実感がなく、絵でも見ているような感じになり、自分が考えたり行動しているという実感もなく、すべてがピンとこない状態で、生きている実感もなくなります。

心　　　気＝体の何処かに病気があるのではないかという疑いから、病気であるという確信を持つようになります。心気妄想に発展することもあります。

自殺念慮＝生きていることが無意味に感じ、厭世気分が高まって、常に死を考えるようになります。

このほか、取り返しのつかない失敗をした、他人に迷惑をかけた、時には人を殺してしまったなどの罪業妄想、食べていくお金がない、借金が返せないなどの貧困妄想に陥ることもあります。


【身体症状】


睡眠障害＝早朝覚醒が多いのですが、中途覚醒、寝つきの悪さなどもあり、総睡眠時間の短縮と日中の疲労感があります。

食欲低下＝意欲の低下は食欲にもおよび、それに伴って体重も減少することがあります。

疲　労　感＝体のだるさが抜けず、何もしないのに疲れを感じます。

このほか、頭痛、頭重、便秘などの症状を伴うこともあります。

このような症状のなかでも老人のうつは、抑うつ気分、思考停止、心気、貧困妄想などが多いのですが、自殺念慮には特に注意が必要です。老人の自殺は各年代のなかでは最も多く、しかも、自殺の方法は確実性のあるものを選択して実行します。

自殺念慮ほどに深刻ではありませんが、抑うつ老人を悩ませる症状に睡眠障害があります。元々大半の老人は睡眠相が前進して早起きになっていますし、概日リズムのリズム振幅が小さくなっていることから睡眠にメリハリがなくなって浅い眠りが多くなっているのですが、これらがより強調されて、朝の目覚めは異常に早くなり、眠りが浅くなるために中途覚醒が頻繁になります。

特に、うつ状態では寝つきも悪くなりますので総睡眠時間が短縮され、眠りの質が悪いために効率的な睡眠でないことと重なって、常に疲労感から抜け出すことが出来ません。

性格的には、執着気質とかメランコリー親和型気質と呼ばれる、仕事に熱心、何事にも徹底的で凝り性、正直で几帳面、過度に良心的などの特徴があり、一見、他人からの信頼を得やすく結構な性格のようですが、実際は生き方にゆとりを持てない、どちらかというと石部金吉型の人がうつ病になりやすいといわれています。症状が現れるのは、退職、転居、近親者の死、子供の結婚など、精神的に変化を求められる出来事や、何らかの身体的な不調などがきっかけになることが多く、他の痴呆症状が現れるきっかけとほぼ同様になります。

抑うつは、思考が進まず判断にまで到達しにくかったり、動作が緩慢になる、時には貧困妄想も現れるなどで、老人では痴呆との鑑別が必要になる場合があります。もちろん、痴呆老人に抑うつが痴呆症状の一つとして現れることも多いのですが、痴呆でない老人でも抑うつ症状が現れることは稀でなく、そのような場合は老人性痴呆の初発症状と誤ることがあるからです。

痴呆でない老人に抑うつ症状が現れて、痴呆様の症状を呈した場合は仮性痴呆と呼ばれます。

老人性痴呆に抑うつが加わることもあり、必ずしも区別が容易でない例もありますが、おおよその違いは次頁の表のようになります。

抑うつの始まりはなかなか気づかないことが多いのですが、老人の顔つきや動作に元気がなく、口数も少なくなってぼんやりしていることが多くなっていたら注意が必要です。何か作業をしても捗らず、失敗も多くなりますし、女性では身なりに関心がなくなり化粧もいい加減になります。

一般的に、うつ病は性格的に真面目で頑張り屋の人が疲労困憊状態になって、しかも、仕事に行き詰まったことに罪悪感と責任感を抱き、更に頑張ろうとして頑張れずに陥る病気です。したがって、うつ病になる原因は、頑張ること、一生懸命に仕事をしていること、責任を強く感じていることですから、その治療は、頑張らないこと、一生懸命にしている仕事を休むことになります。

何かをしなければならないという気持ちを一時捨てて、仕事は食べて寝ることだけにします。気晴らしの温泉旅行なども勧めません。何をする意欲もなく無気力、無関心で悲観的になっている人が、旅行などに出掛けて健康で溌剌として楽しげな多くの人に接するような情況は、却って自分に焦りが生じることはあっても、気が晴れることはないと考えられるからです。

痴呆老人の抑うつにはどのように対応したよいのでしょうか。なお現役で仕事をしている老人ならば一般的なうつ病と同じ方針でよいのかもしれませんが、最早退職して家にいて特別何もしていない老人の場合、食べて寝るだけを仕事にといっても、既に食べて寝るだけが仕事になっているかもしれません。叱咤激励が的外れなのは間違いありませんが、その他はどのように対応していけばよいか、必ずしも一般の抑う

表　老人性痴呆と抑うつの違い

	老人性痴呆	抑うつ
発　　症	いつ頃の発症か判然としない	わりあい判りやすい
病前性格	不　　定	執着，メランコリー気質
経　　過	ゆっくり確実に進行する	短期間に悪化や好転がある
自　　覚	失敗や物忘れを取り繕う（痴呆初期）	落ち込みが激しく，能力低下を前面に出す
回　　復	回復はしない	回復することが多い
器質障害	あり	なし

つ患者と同じようにはいかないような気がします。

　老人の抑うつに比較的多く、しかも、本人が非常に苦痛に感じる睡眠障害は、薬物を使ってでも充分に対応すべきと考えられます。現在は習慣性などもあまり心配しないで使える睡眠薬が沢山ありますので、もちろん、先に述べた自殺念慮の窺える場合も同じですが、専門家の指示による薬の服用は必須になります。

　ところで、眠りはうつ気分を助長し、覚醒は躁気分を助長します。午前中、特に朝の目覚め直後の気分の落ち込みは眠りに助長されたものと思われます。また、明、特に太陽の光は躁を助長し、暗はうつを助長します（この現象を利用した抑うつ治療の一つに光療法があります）。

　新潟県や秋田県などに自殺者が多いのは、両県ともに裏日本で日照時間が短いことも一つの原因になっているのかもしれません。

　したがって、抑うつの予防には、老人の居室は日当たりのよい明るい部屋にすべきで、かって多かったような、日当たりの悪い納戸風の部屋に布団を敷きっぱなしでの生活は、概日リズムのメリハリを失い、睡眠障害も高度にしますので避けるべきと考えます。

（十一）心気症状

　松本さんの妹の稲子さんは近所に嫁いでいますがおばあさんがいます。今日も松本さんの家に来ておばあさんの話をしています。稲子さんは、

「うちのおばあちゃんね、この頃毎日のように頭が痛いとか吐き気がするとか言うのよ。昨日なんか、頭にガンが出来ているに違いないなんて暗い顔をしているの。病院では検査をしても何処も悪い所はないって言われるし、物忘れもひどくなったから呆けが始まったのかも、どうしたら

いいんだろう」

と本当に困っている様子です。松本さんは、

「物忘れは年だから仕方がないんだろうけど、食欲とかはどうなの」

と尋ねます。稲子さんは、

「そうねー、年齢の割りにはまあまあなんじゃないかしら、元々そんなに沢山食べるほうじゃなかったから。ただ病院で何処も悪くないって言われるとどうしたらいいか判らないのよね」

と病気でないことを強調したいようです。松本さんは、

「おばあちゃんは昔から優しい人だし嘘を言うような人でもなかったから、本当に頭が痛いんだと思うよ。ところで、稲子の家は共稼だよね、昼間はおばあちゃん一人になるんだ、ちょっと前まではおばあちゃん自由に出掛けられたからよかったけど、今はほとんど外に出ないようだから一人で家にいて寂しいんじゃないだろうか。おばあちゃん、優しくて温和しい人だから稲子達に寂しいから家に居て、なんて言えないし、あるいは、おばあちゃん自身も本当は寂しいのにその寂しさを自覚していないのかもしれないね。心の中に潜んでいる寂しさが大きくなっているのにうまく表現出来なくて、頭痛や吐き気という体の不調という形で表に出てきているのかもしれないね。どうだい、稲子はちゃんとおばあちゃんとかかわり合っているかい」

とおばあさんの心の中を読んでいるようです。実は、松本さんは以前会社の仲間から同じような話を聞いたことがあるのです。性格が優しくて素直な稲子さんは、

「そんな事があるの、そういえば最近私達は二人とも忙しくて帰りが遅いの、ほとんど夕食も私が用意しておいたのを、おばあちゃん一人で食べてもらっているのよ。そんな事があるんならこれからは私の仕事を少しセーブして、夕ご飯はおばあちゃんと一緒に食べるようにしなくちゃね、頑張ってみるわ」

と明るい顔に戻りました。

★ 自分の体のことや健康に異常な拘りがあり、体の小さな変化を重大な病気によるものではないかと疑問を持ち、医師などに否定されてもその拘りから離れられないものです。症状は、頭痛、倦怠感、痛み、心悸亢進など多彩ですが、ほとんどが身体的な訴えで、精神的な不調を訴えることは多くありません。しかし、このような心身症的症状から心気症に発展する主な原因は、不安や寂しさのような精神的なものにあります。

性格的には、いわゆる神経質で、常々自分の健康状態に大きな関心を持っていて、死や病気に対する恐怖心が強く、心配性の人が心気症になりやすいのですが、年を取ること自体が思考を進めるのに時間がかかることもあり、考えの幅が狭くなって、狭い範囲のことに拘るようになるので余計に心気的になりやすくなります。

痴呆に陥れば、いよいよ思考の進みは遅くなって、ますます考えの幅が狭まり、思いは病気の一点に集中しやすくなります。更に、思考が堂々巡りになれば、一点に集中した思いは巡る思考の中で否応なく増幅されることになります。そして時には、病気に対しての巨大化した不安が思考の空想転化を促し、出来上がった空想は直ちに無意識化して心気妄想に発展することになります。

思考の空想転化が基になって陥る妄想には逃避的な働きは少なく、この場合の妄想も、むしろ悪い情況に向かって進んでいくように思われます。

うつ病でも、病気や死についての不安が起きやすい上に、精神的な落ち込みが原因でいろいろな身体症状が発生しますので心気的になりやすくなり、時には心気妄想がみられることもあります。

度々述べているように、老人の生活過程は喪失の連続です。子供の独立や転居、そして、親族や知人の死などによる人間関係の喪失は寂しさを感じ、夫婦の一方の死は孤独感に襲われることも多いと思われます。老いは身体的にも肉体的にも衰えを確実に進めます。健康面、あるいは経済的な面その他を含めて、先行きの生活の成り立ちについての不安は大きくはなっても、小さくなることはほとんどありません。

社会的にも家庭内でも分担すべき仕事は年を追うごとに少なくなり、老人の担う役割は激減しますので必然的に生き甲斐（生きる目標）を失い、また疎外感を味合うことも多くなります。

不安や孤独感、寂しさ、疎外感などを身近な人達に大きな声で訴えることが出来、それを受けとめて貰える場合は精神的な落ち込みもなく、許容範囲を越えるようなストレスにはなりにくいのですが、不安や孤独感などを大きな声で訴えることの出来る老人は多くなく、またその声を受けとめて貰える境遇の老人は更に少ないと思われます。

心気症状はストレス反応の一種とも考えられますので、それらのストレスが自分の許容範囲内である間は症状として現れませんが、許容範囲を越えてしまうと、自分自身では処理が出来ない精神的な落ち込みを招き、それが形を変えて心気症状として表現されることになります。

対応は、不安感、孤独感、寂寥感、疎外感などのすべてを完全に取り除くことは出来ないと思いますが、可能な限り少なくするように努力することになります。

心気症状を示す老人は、自分の不安感、孤独感、寂寥感、疎外感などを適切に表現出来ず、形を変えて身体的な不調として訴えますので、確かに、その訴えは執拗なことが多く、対応には根気と我慢が必要になりますが、突き放すことなく、訴えによく耳を傾けて（傾聴）真摯に対応していくことが大切になります。

役割と目標のなさが生きる張り合いをなくす最大の原因ですから、少しでもいいから無理なく出来る役割を作り、小さくてもいいから生きる目標をみつけることが出来ればと考えます。そして、まわりの人達（家族）が老人とのかかわりを蜜にすることが、時間はかかるかもしれませんが問題解決につながる道になるのかと思います。

二、混乱期

混乱期に入ると、再生可能な記憶の残りは一段と少なくなりますので、記憶が基になる思考過程は、現状や情況の把握(認知)、思考進行のいずれでも障害が高度になり、導き出される判断にも正当なものは少なくなります。特に、自分と自分以外の人との関係、自分と物や時間との関係が判らなくなる(見当識の障害)ことで、生活への支障が大きくなるとともに異常行動も顕著になってきます。しかし、場面に正しく対応された感情ではなく、その感情はちぐはぐなものになってはいますが、多くの場合、情況を把握しての正しい判断が出来ないことへの戸惑いや戸惑いに対する感情はなお残っています。

痴呆老人のこの時期に感じる戸惑いは、思考過程の障害によって情況に対応出来ないために、何をしたらいいのかが判らないことに対する戸惑いということになりますが、情況に対応出来ないから何もしないというわけではなく、何らかの行動を起こします。そして、それが場面には適当ではない行動、すなわち異常行動になってしまうことになります。何をしたらいいのかが判らないでの戸惑いは、痴呆老人にとっては当然ストレスになるでしょうから、考えようによっては、その異常行動はその場面からの逃避的、自己防衛的な行動の場合もあるのかもしれません。

（一）徘　徊

栗本さんの家のおじいさんは今は八十歳を過ぎましたが、若い頃は樽作りの職人をしていました。仕事を止めてからは家の周りにある畠で野菜作りなどをして悠々と過ごしていました。しかし、おばあさんは、最近おじいさんの物忘れが目立つようになり、日常的に支障はないのですが、いつもとは違う、例えば、訪れた人への対応やお出掛けの際の着替えなどがスムーズにいかず何となくちぐはぐな感じになっているので少々気になっていました。元々おじいさんは朝の目覚めが早いのですが、ある日の朝、まだ夜も明けない時間に起き出して出掛ける支度をしています。おばあさんが、

「おじいちゃん、こんなに早くから何処かへ出掛けるの」

と尋ねると、おじいさんは、

「何言っているんだ、仕事に決まっているじゃないか」

と言いながら今にも家を出そうな気配です。おばあさんは驚いて、

「仕事って何の仕事」

更に尋ねました。おじいさんは、

「親方の家に行って頼まれた樽を仕上げねばならん」

と言います。おばあさんはこれは大変と栗本さん達を起こして、事の次第を話しました。栗本さんはおじいさんに、

「おじいちゃん、仕事なんかとっくの昔に止めたんじゃないの、親方の家たって隣町で遠いし、その家だってもうあるかないか判らないんだよ」

と諭しますが、おじいさんはまったく聞く耳を持ちません。栗本さんは、これが聞くところの徘徊

なのかと考え、今日は取り敢えず後からついて行くことにしました。おじいさんは達者な足で歩いて行きますが、どうやら特別決まった行く先はないようです。しばらく歩いてから村内の一軒の家に入って行きました。その家では急に訪ねて来られたので驚きましたが、まったく知らないおじいさんでもないのでお茶を出してくれました。おじいさんはそのお茶を飲むと、すぐに外に出て自分の家の方向に歩き始めました。栗本さんはその家に行き、事情を話してお詫びをし、家に戻ってみると、おじいさんは特別変わった風情もなく朝ご飯を食べていました。栗本さんはおばあさんに、

「おじいちゃん、この頃変わったことなかったの、これは多分呆けが始まっての徘徊だと思うよ、これから度々になりそうだな」

とおばあさんに尋ねます。おばあさんは最近のおじいさんが物忘れがはげしくなったことなどを話し、

「困ったねー、どうしたらいいんだろう、ついて歩くといったっておじいちゃんの足は達者だけど私は足が悪くてとても無理だしね」

おばあさんは暗い顔になりました。栗本さんは、

「おばあちゃんがついて歩くのは無理だよ。まあ私達が何とかするから心配しなくていいよ」

とおばあさんを慰めました。その後、おじいさんの徘徊は徐々に回数が増加して、最近ではほとんど毎日になりました。引き止めれば怒っておばあさんに暴力を振るうし、お茶を飲んでからにしたら、朝ご飯を食べてからにしたら、と言っても聞き入れてくれることはありません。

★　徘徊は痴呆早期に出現することもありますが、多くは混乱期に集中し、家庭での介護存続を最も難しくする症状の一つになります。

痴呆老人の徘徊行動は二つの違った動機で発生すると考えられます。

一つはこの例のように回想が妄想に発展しての徘徊行動で、他の一つはお散歩を目的として家を出

たり、現存する特定の場所を目指して出発（例えば、施設に入所している老人が帰宅願望が強く自宅を目指す場合など）したものが、地誌的見当識や時間に対する見当識の障害で迷子になり、結果として徘徊行動になってしまうものです。

頻度は圧倒的に一つ目の、回想が妄想に発展しての徘徊行動が多いと考えられます。

年を取ると回想（追憶）に耽ることが多くなります。回想場面は苦しかったり辛かったり、また良き時代であったりもしますが、一般的に回想場面では苦しかったり辛かったりしたことも懐かしく、時には良い思い出に変身してしまいます。老人の回想は痴呆老人に限らず、自分の身体能力の低下した状態や生活面でも喪失を重ねての不満足な現状などからの逃避的な一面を持っています。

回想は空想や白昼夢と違い、かっては現実であった過去を思い出して懐かしむものですが、現時点では「現実的でない事象を頭に思い浮かべる」という状態であり、その点では空想や白昼夢に類似した性格を持っています。そして普通は、いずれもそれらの世界に入りながら、回想であること、空想や白昼夢であることが意識されています（白昼夢は若干無意識側に入っていると思いますが）。回想も回想であることが意識されていれば問題は起きませんが、何らかの原因でそれが無意識方向に移動して混合の世界に入ると妄想に発展して、回想場面が頭の中で現実と誤認され、実際の行動として表現されることになります。

そして、痴呆老人では、空想が空想であることの認識を持ち続けることは難しく、空想が無意識化して妄想になったと同様に、回想も回想であることの認識が容易に消えて無意識化し、無意識化された回想場面が痴呆老人の頭の中で現実化してしまうことになります。

痴呆老人の回想が、現状の居心地の悪さや現状に対応出来ないことに困惑し、そこからの逃避目的を持っているのであれば、そこでの回想場面は、素敵であったり楽しかったり、また自分が大いに活躍した時代である方が相応しいものになります。

実際、回想場面が無意識化され（混合の世界に入る）現実化することによって徘徊行動になる場合、徘徊での痴呆老人の向う行き先は、現役時代に活躍していた元の職場であったり、女性であれば、若く溌剌として子育てなどで充実していた頃に住んでいた家や、美しく華やかな娘時代に住んでいた家などが多いのです。

このような徘徊行動は、回想（追憶）が無意識化したことによって頭の中で現実化した状態での行動ですから、回想が混合の世界に入って妄想化したものと理解され、痴呆老人の徘徊には徘徊妄想と呼ぶに相応しいものが含まれているのは間違いないと考えられます。

とすると、痴呆老人は徘徊している間、昔の若き良き時代に戻っていることになり、架空の世界ではあっても、当人はしばしの幸せを味わっているのかもしれません。

記憶の中で再生可能なものが回想に現れることになりますが、大抵は華やかで良き時代のことでありましょう。辛く苦しかったことも一部は記憶に残っているかもしれませんが、現実からの逃避という目的では好んで苦しかった時代に戻る必要はなく、良き時代のものが適しているに違いないからです。

そして、記憶の中でも十年以上前の遠隔記憶は消えにくい記憶ですから、自分の若き良き時代が遅くまで消えない遠隔記憶の中に入っているのも都合のよいことになります。

もし、痴呆老人が現実からの逃避を目的として古き良き昔に戻っているのであれば、無理に辛い現実に引き戻す必要はないのかもしれません。しかし、徘徊老人に要する介護側の負担は、交通事故や転んで怪我をするなど徘徊中の危険防止、迷子にならないように、体力を消耗したり風邪を引かないように、場合によれば他人の家に入って迷惑をかけないように、などへの配慮が必要で非常に大きなものになってしまいます。

現実に徘徊は介護をする家族の大きな負担になり、家庭介護の継続を危うくするものですので、可能であれば徘徊行動が起きないようにする必要があります。

徘徊妄想は、回想が無意識化して混合の世界に入って妄想に変わり、回想されている情況が痴呆老人の頭の中で現実化することでの行為と推測されますので、ケア側の対応としては、痴呆老人が回想に耽るのは、ほとんどが居心地の悪い生活環境からの逃避を目的としていることもあり、痴呆老人が回想に耽る必要のない生活環境を提供することが大切になります。

そして、居心地のよい生活環境の提供は、徘徊行動に限らず、痴呆老人の異常行動すべてを抑止する最良の手段でもあります。

痴呆老人の居心地の悪い生活環境とは、自分を誰も認めてくれない、すなわち役割のない環境であり、自分自身が意欲の持てない、すなわち目標のない生活であり、そして、自分が安心して居る場所がない、すなわち家族との人間関係が良好でなかったり希薄であったりの環境ということになります。そして、そのような環境が生み出す孤独感や寂しさからの逃避行動として空想や回想に耽り、それが痴呆老人の頭の中で現実化して異常行動としての徘徊になって現れることになります。

したがって、なかなか現実には難しい問題も多いには違いありませんが、基本的には、老人が居心地がよく存在感が持てて、回想などを頭に描く必要がないような生活環境を作ることが重要になります。しかし、徘徊妄想そのものも個々にそれぞれ成り立ちの過程が異なりますので、直接的な対応は個別に考えることが必要になります。

例えば、会社に行くという場合は「今日は日曜日で会社はお休みだから」と言ってみる、家に帰ると言って出掛けようとする時や目的が理解出来ない場合は「ご飯を食べてから」「用事が終わってから」などと言って、ほかに気を紛らわしてみる、などですが、出来るだけ散歩や買物などに連れ出して、引きこもらせないようにするのも効果があるのかもしれません。

家や部屋に鍵をかけて出られないようにするのも止むを得ない場合もありましょうが、それでは痴呆老人の鬱積している気持ちが昇華出来ませんし、火災などが発生した時に逃げられなくなったりして危険ですから緊急時以外は好ましくありません。

多くの例で最も推奨される対処方法は、徘徊時一緒に出掛けることなのでしょうが、この方法も介護側の都合もあり、いつでも可能とは限りません。危険がなければ、近所の人達に協力をお願いしたり、迷子札をつけたりして徘徊させることになりますが、これも必ずしも現実的ではないのかもしれません。

先にも述べたように、痴呆老人の異常行動の中でも、徘徊は家庭介護の継続を最も困難にするものの一つで、実際には介護側が種々の努力をしても徘徊が治まることは少ないのが現実です。

最終的に家庭での対応が困難な事態になれば、介護側が破綻する前に適当な施設への入所という手段を考慮すべきと思われます。

桜川さんのおじいさんは、退職後は毎朝健康維持のために散歩をしています。少し前からみられていた痴呆症状が最近は少々目立つようになってきました。日常生活での洗面や入浴も言われなければ行動に移しませんし、着替えなどを含めてその都度声かけがないと上手に事が運べなくなっています。それでも日課になっているお散歩は続けています。しかし、このところお散歩に出て帰れなくなることが頻繁になりました。大抵は顔見知りの人が家に連れて来てくれるので今までは大きな問題を起こしてはいませんが、一度は隣町まで行って途方に暮れているところをお巡りさんに助けられて家に送ってもらったこともあります。

桜川さんもおじいさんが事故にでも遭ったら大変と気になっていて、おばあさんに、

「おばあちゃん、このところおじいちゃんの呆けが少しひどくなったね、お散歩に行っても道が判らなくなることが多くなったし」

と話しかけました。おばあさんも、

「そうなの、何をするにしても一人では難しくなったし、お散歩だって何年も毎日歩いていた道なのにね。そうかといって、お散歩を止めろと言っても聞き入れてくれそうもないし、どうしたらいいのかしら」

と困っています。桜川さんは、

「そうだよねー、お散歩はおじいちゃんの楽しみでもあるし、健康のためにも悪くはないんだから止めろというのは可哀相だね。誰かが一緒に行ってやるのが一番なんだろうけど、おばあちゃんは無理だし、よし、それじゃ私が一緒に歩くよ、幸いおじいちゃんの散歩は朝早いから私の出勤時間には充分間に合うから。朝早く起きるのはちょっと辛いものがあるけどね。まあ私の健康にもいいだろうからおばあちゃんは心配しなくてもいいよ」

と言うと、おばあさんは、

「迷惑かけて済まないね、お願いするよ」

と少しほっとした表情になりました。

★　時には妄想以外の原因で徘徊行動が起きることもあります。

この例はお散歩が目的で家を出たもので、徘徊妄想のような家庭での居心地の悪さとか役割や目標がないなどの大きな問題ではなく、単純に道が判らなくなって歩いている途中で迷子になり、結果として徘徊行動になってしまったものです。当人はちょっとお散歩に出かけるつもりで家を出たり、あるいは施設に入所しているお年寄りが自分の家に帰るつもりで外に出たような場合、痴呆のために地誌的な見当識が障害されていれば、町並の理解が出来ずに迷子になる可能性は大きく、同時に時間に対する見当識が障害されていれば時間制限がありませんから、ちょっとのお散歩や施設から家に向っての外出が、行く宛てのない果てしない徘徊になってしまいます。

このような徘徊は地誌的な見当識の障害が前提になりますので、ほとんどが混乱期に現れる行動になります。

このように、外出が結果として徘徊行動になる場合は、出来れば、この例のように、介護者の同行が最も好ましい対処方法になるかと考えられます。

(二) 不潔行為

不潔行為とは、鼻汁や喀痰、とくに尿便などを放置したり、手でいじったり、あるいは尿便などが付着した衣類やオムツを放置したり隠したりする行為です。とくに不潔行為として問題になるのは便ですが、この不潔行為は、失禁という自分の行為を隠そうとする場合と、排便により汚れたオムツや下着を着用しているのが気持ち悪く嫌な場合の二つが主になります。

・失禁を隠そうとする場合

杉谷さんのおばあさんは尿意はあるのですが、ポータブルトイレでも間に合わなくなったので仕方がなくオムツを使用することになりました。おばあさんも特別オムツを嫌う素振りはありません。奥さんも取り敢えずは下着や部屋を汚すことがなくなりほっとしていました。しかし、今度はおばあさんが、排尿や排便の後に自分でオムツをはずして布団の下などに隠すようになりました。汚れたオムツで布団が汚れてしまいます。奥さんはおばあさんに、

「おばあちゃん、オムツの後始末は私がしますからオシッコやウンチが出たら教えてね。おばあちゃんがオムツをはずして布団の下に入れると布団が汚れて後が大変なのよ、判るでしょう」

と頼みました。おばあさんも、

「判ったよ、今度からそうするよ」

と如何にも判った様子になります。しかし、おばあさんのオムツはずしはその後も変わりなく続きます。奥さんは困って杉谷さんに、

「ねえ、おばあちゃん困ったわ、オムツは嫌がらないでしててくれるんだけど、汚れたオムツを自分ではずして、それをお布団の下にいれるのよ、お布団が汚れて大変、なにかいい方法はないかしら」

と相談します。杉谷さんは、

「それは困ったね、おばあちゃんも大分呆けが進んだから教えても無理かもしれないしね、痴呆老人に説教や小言は意味がないってことはよく聞くから。しかし、おばあちゃんは何で自分でオムツをはずすんだろう」

と言いながら考えこんでいます。奥さんは、

「おばあちゃんに尋ねてもはっきりしないんで私にもよくは判らないんだけど、自分が汚したオムツを私に見られるのが恥ずかしいのかも、そうだったら可哀相よね」

とおばあさんを思いやります。杉谷さんは、

「そうかなー、ただ気持ち悪いだけじゃないの。いずれにしても自分ではずすのは止めさせられそうもないから、はずしたオムツを布団の下とかに入れないようにすればいいんだ。どうだろう、ベッドの脇に蓋がついてて中が見えないような、そして、布団の下に入れるより簡単な入れ物を置いてそこに入れてもらうようにしたら」

と提案します。奥さんも、

「そうね、そうしてくれると助かるわ、丁度よさそうな物があるかどうか探してみるわね」

そう言って、数日後にスーパーで大きめで蓋つきのゴミ箱を買って、おばあさんのベッドの脇に置

いて、おばぁさんに、
「おばあちゃん、これからははずしたオムツはこの中に入れてね、中は誰にも見えないから大丈夫よ」
とお願いしたら、その後はおばぁさんは言われた通りにしてくれて一件落着となりました。
★ このような行為成り立ちの原因は、思考過程の障害とその障害に対する感情的な戸惑いと困惑になります。

この例の場合は、まず思考過程の最初の段階、排尿や排便があったという現状の把握は出来ているようです。

次に、ではどうしよう、という段階で思考に必要な記憶(手続き記憶)の消失があるために思考が進まず、したがって、正しい判断には到達出来ないことになります。このような思考の進行情況では既にその途中で本人は戸惑いの感情が湧き出るとともに困惑し、判断以前に行動が起きることもあると思います。言い換えると、本人は尿便の失禁という現状を把握し、何かをしなければならないことも判っているのですが、何をしたらいいのかが判らず、判断以前に間違った行動を起こしてしまうか、戸惑いながら出された判断が間違っていて、その間違った判断の基での行動が不潔行為になってしまうということになります。

失禁後の始末を何とかしなければならないという意識は残っており、一応行動にも表現されますが、記憶の中でもわりあい痴呆の後期まで残っている種類の手続き記憶があやしくなってきていますので、このような行為は痴呆中期(混乱期)以降に多くなるものと考えられます。

実際には、汚れた下着をそのまま押入やタンスにしまったり、他の衣類の中などに隠してしまうような行為になります。この例のおばあさんも、羞恥心が残っているために排泄物を他人に見られるのを嫌っての行動が不潔行為になったものと思われます。

介護側からの対応は、そのような行為についての叱責や説諭に効果がないのは他の異常行動の場合と同様で、叱責や説諭は痴呆老人の混乱を増長し反発を招くことになります。

問題行動は是正出来なくても、その行動が問題にならなければよいわけですから、この例のように、汚物を押入やタンスに仕舞わないように、身近に汚れた衣類入れを用意して置くことで問題行動の問題を取り除くことに成功する場合もあります。汚れた衣類の入れ物が、使いやすく判りやすいようにして置かれていて、押入やタンスに入れるより簡単なのでうまくいったものと思われます。

不潔行為対応の基本は、汚したのを早く発見して処理をすることが大切なのですが、その際、嫌な態度をみせたり老人に羞恥心を起こさせたりしないようにの注意が必要になります。

・汚れた下着を着用しているのが嫌な場合

しばらくの間、杉本さんのおばあさんのオムツはずしは、ベッド脇の入れ物に入れてくれることで問題なく過ぎていましたが、最近になって、おばあさんはオムツをはずさずに排便後のオムツの中に手を入れるようになりました。そして、便の付着した手を布団で拭ったり、あちこち触ったりします。これには奥さんも以前のオムツ隠しよりも困ってしまいました。

奥さんは、杉本さんにおばあさんの現状を話して、

「困ったわねー、私にはどうしたらいいか判らないわ、このままじゃお布団もお部屋の壁も汚くなって、お手上げね」

と匙を投げかけています。杉本さんも、

「大変な情況になってきたね、おばあちゃんはもう便が汚物だということが判らなくなったんだろう。手がオムツの所にいけないように縛ってしまうより仕方がないのかなー」

と奥さん同様にお手上げの様子です。

「縛るなんて可哀相で出来ないわ、以前はそんな話聞いたことがあるけど。私もう少しがんばってみるわ」

と奥さんは気を取り直して言いました。

★ この場合は、失禁した後の不愉快さは感じることが出来るのですが、それが便によって生じる不快感である事の理解が出来ていない状態と考えられます。便が汚物であることが認識出来ない情況で、思考の最初の段階である情況の把握が出来ていないことになり思考の進行はありません。もはや混乱期を過ぎて痴呆期に入った状態です。

気持ちが悪いために下着やオムツの中に手を入れる、結果として便が手についたり下着やオムツから漏れ出てしまい不潔行為ということになります。また、手についた便を他の衣服で拭ったり、壁などで拭き取ろうとすることもあり、弄便や便塗りなどと呼ばれることもあります。

対応は、排便後、出来るだけ早く処理をするより仕方がないのですが、そのためには、排便に規則性が出来るように、食事や、時には下剤などの薬を使って調節することも必要になります。

(三) 入浴拒否

痴呆老人で入浴を拒む人はわりあい多く、特に汗などが多くて不潔になりやすい夏期などは介護にあたる人達を困らせます。

原因は個々の例によって違いますが、元々お風呂が嫌い、抑うつによる行動意欲の減退、体調が悪い、入浴に恐怖感がある、脱いだ服がなくなるのが心配、入浴の仕方が判らない、清潔ということや、お風呂ということが判らないなどになります。

・元々お風呂が嫌い

桜谷さんの家は、おじいさんとおばあさんが健在で一緒に暮らしています。おじいさんは、今のところ物忘れは目立つものの日常生活では特に人の手を借りなくても不自由はしていません。しかし、おじいさんは昔からお風呂が嫌いで、催促しなければ一週間や二週間はお風呂に入らなくても平気でした。今ではますますお風呂嫌いがひどくなって、おばあさんが言ってもなかなか入ってくれません。桜谷さんが、

「おじいちゃん、お風呂に入らないと汚いでしょうが、毎日入ってよ」

とおばあさんに口添えしました。おじいさんは、

「汚いとは何事か、わしは汚いことなんかしていないし、昔から汗もかかないほうなんだ。自分で入りたい時には入るから余計な心配するな」

と却って怒りだします。仕方がないので桜谷さんは、

「おじいちゃん、お風呂上がりのビールはおいしいよ、お風呂に入って一杯やろうよ」

と今度はビールで誘ってみました。おじいさんは、

「そうだな、お風呂上がりのビールは格別だよな、じゃひと風呂浴びてくるか」

と言ってお風呂に向かいました。

★　日本人は温暖多湿な地域に生活しているせいもあり、本来お風呂好きな民族で、多くはお風呂に入るとさっぱりして疲れがとれる、という感覚を持っています。しかし、人は様々で、稀にはいつでも入浴が出来る情況にありながら、一週間もお風呂に入らないという人もいなくはありません。もちろん、当人には、私は汗をかかない、汚れるようなことはしていない、入浴が面倒臭いなど、それなりの理由はあるようですが、要はお風呂が嫌いということになります。

理由はいろいろでも、お風呂嫌いな人が年を取ったり痴呆化してお風呂好きになることは少なく、

老人本来の頑固さや自己中心的な要素が強化されて、ますますお風呂に入ってもらうのが大変になるようです。

　老化は子供に還るともいわれますから、風呂上がりの好物、冷たい飲み物やビールなどの御褒美で誘ってみるのも一つの方法かと考えます。特に、老人は入浴で水分が奪われ脱水になる傾向がありますから、入浴後の水分摂取は推奨されます。

　いずれにしても、汚いからなどと強制すると、頑固になった老人は余計に聞き入れなくなりますので避けなければなりません。

・抑うつによる行動意欲の減退

栗野さんのおじいさんは元気がありません。栗野さんの奥さん桃子さんも気にはなっていますがどうすることも出来ないので静観している状態です。きっかけは仲良しで釣り仲間でもあった町内のおじいさんが急に亡くなってからのようなので、家族は日が経てば元気を取り戻すに違いないと考えています。自分からは何もしようとせず、もちろん、好きだった釣りにも出掛けなくなり、毎日欠かさず入っていたお風呂にも自分からは入ろうとしなくなりました。桃子さんは、

「おじいちゃん、二、三日お風呂に入ってないから今日はお風呂に入ってね、さっぱりするわよ」

と入浴を促しましたが、おじいさんは、

「そうだね、後で入るよ」

とは言いましたが動く気配がありません。桃子さんは栗野さんに、

「どうしたのかしら、おじいちゃんお風呂に入ってくれないけど、何処か具合が悪いところでもあるのかしら、食欲も落ちているようだし」

と心配そうに話しかけました。栗野さんは、

「仲良しのおじいちゃんが亡くなって気落ちしているだけだと思うよ。こんな時はお風呂も無理強いしないでそっとしておくほうがいいんじゃないか、そのうち元気になってくれるよ」

桃子さんにそれとなくアドバイスをします。桃子さんも、

「そうね、それじゃしばらく好きなようにしていただいて様子を見ましょうか。早く元気になってくれるといいのにね」

優しい桃子さんの言葉を聞いて栗野さんは心の中で桃子さんに感謝しました。

★　老人は喪失が連続し、未来への明るい展望もないことから抑うつに陥りやすく、加えて、痴呆老人でも当初は自らの記憶喪失や思考の乱れを何となくではあっても感じていて、その事に対する不安や困惑なども重なって抑うつ状態になる例が普通の老人より増加します。

抑うつ状態になると、気分の落ち込みや不安感、自律神経症状などとともに、面倒くさい、億劫、何もする気になれないなど、行動意欲が減退してしまいます。したがって、お風呂に入るのも面倒でその気力もなくなります。

老人が抑うつ状態になるのは、大きなライフイベントがきっかけになることが多いのですが、その中身はやはり喪失に伴う役割や目標のなさ、そして、孤独感や寂しさにあります。

したがって、日頃から孤独感や寂しさを感じさせないように、出来るだけ家族全員でかかわり合いを多く持つようにします。

入浴に関しても、気分のすすまない時に無理強いすることのないよう、場合によっては清拭などで代用することになります。

・体調が悪い

楡山さんの奥さんの水菜さんが、

「ねえ、おばあちゃんがお風呂に入りたくないんだって。折角ヘルパーさんが来て手伝ってくれる日なのに困ったわ、今日入らないとまた二、三日間があいちゃうのよ」

と楡山さんに話しかけます。楡山さんは、

「そう、おばあちゃん、足は悪いし痴呆も進んでヘルパーさんの手伝いがないとお風呂に入れるのも大変だものね。いつもはそんなことはないようだけど、何か変わったことはないの」

と水菜さんに尋ねます。水菜さんは、

「そうね、そう言えば、昨日あたりからちょっと食欲が落ちているかも」

と心当たりを話します。楡山さんは、

「それなら何処か悪いんじゃないだろうか。風邪でも引いているのかもしれないから熱でも計ってみたら」

とおばあさんの体調を心配します。水菜さんも、

「おばあちゃん最近何にも言わないから判りにくいのよね、私の注意が足りなかったのかも、熱を計ってみるわね、体温計は何処だったかしら」

と言って、おばあさんの熱を計ってみたら三十七度を越えていました。

★ 普段から体調に不具合がある場合は介護側にも把握されていると思いますが、たまたまその日に具合が悪くなった場合は見逃されることがあります。

日頃は入浴に特別抵抗しないのに嫌がる場合は体調のチェックが必要になります。風邪などによる発熱はもちろん、場合によれば、老人には少なくない抑うつ気分の亢まりがあるかもしれません。

このような場合は、入浴なども強く勧めないで後日にする配慮が必要になります。

・入浴に恐怖感がある

栗川さんの家には痴呆のおばあさんがいます。少し足腰が弱ってはきましたが、家の中での動きにはあまり不自由していません。お風呂にも奥さんの竹子さんが声かけをする程度の介助で入っていましたが、ある日、お風呂場で滑って転んでしまいました。軽い打撲で特に怪我はなかったのですが、それ以来お風呂に入りたがらなくなりました。竹子さんはおばあさんに、

「おばあちゃん、お風呂に入りましょうよ。お風呂場では私が支えていてあげるから大丈夫、汗を流すとさっぱりするわよ」

と入浴を勧めました。おばあさんは、

「うーん」

と言ったきりで動こうとしません。竹子さんは栗川さんに、

「おばあちゃん、転んでからお風呂が恐くなったみたいでお風呂に入りたがらないのよ、困ったわね、どうしましょう」

と相談しました。栗川さんは、

「おばあちゃんの動きもこの頃悪くなったからお風呂場が滑りそうで恐いんだろう。手摺りや掴まる所をつけてみるよ」

と言って、大工さんに頼んでおばあさんの手の高さに合わせて手摺りを付けてもらいました。竹子さんは、これなら大丈夫かもしれないと思い、おばあさんをお風呂場に連れて行って見てもらいました。おばあさんに、

「これだけ掴まる所があるんだから大丈夫でしょ、私も支えてあげるから」

と言いながらおばあさんの反応をうかがいました。おばあさんも首肯いて、これからは何とかお風呂に入ってくれそうな気配です。

★ 老人は、特に麻痺などが存在しなくても体全体の動きが悪くなります。

動きの制限された老人の転倒などによる骨折は、「寝たきり」になる危険性もあり、お風呂場は滑りやすいので恐怖感を持っている老人は少なくありません。また、水(お湯)のなかでの動きは陸上での動きに比べ想像以上に抑制されますので、とっさの出来事に機敏な対応が出来にくくなっている老人は、浴槽の水そのものに恐怖感を持つ場合もあります。

入浴には体を温める温熱作用、水の重さがかかる静水圧作用、体が軽くなると同時に手足を動かすのに抵抗の出来る浮力・粘性作用の三つの働きがありますが、そのなかの水の粘性作用が水中での動きを抑制します。このような場合の介助は、動きを老人の動きの速度に合わせることが重要なポイントになります。

介護する側としては、体の支えも万全で転倒に対する備えも充分出来ているという自信があることで、老人に動きを催促することがしばしばありますが、老人自身が充分に納得してからでないと動きを促されることに恐怖を感じてしまいます。安全に対する備えが万全であることをしっかり老人が納得するまでは老人に行動を促さないことが大切です。

介護側に時間の制約などがある場合は、老人が安全に対する理解に時間がかかることや、一つ一つの動作が遅いことで介護者にイライラ感が生じて、つい老人に早い動きを強いることがありますが、早い動きを強いられた老人の恐怖感はますます大きくなってしまいます。

脱衣拒否の項で、蓮池さんの家のおばあさんが訪問介護による入浴の際、お風呂場で行動を急かされて恐怖を感じ、以後、訪問介護での入浴を拒否するようになった例を示しました。

最初の入浴介護で恐怖心を抱かせると、以後その介護者での入浴を拒否する老人は珍しくありません。

・脱いだ服がなくなるのが心配

柿田さんのおばあさんは、痴呆が進んできた上に動きも悪くなってきたので、奥さんの杏子さんの介助では入浴が難しくなってきました。杏子さんは柿田さんに、

「おばあちゃん、結構体重あるでしょう、この頃動きも悪くなって私だけではお風呂に入れるのは無理になってきたみたい、困ったわね」

と実情を話します。柿田さんは、

「そうだね、杏子も腰が痛いって言っていたしね。これからはヘルパーさんに頼むことにしようよ」

と提案しました。数日後、ヘルパーの介助でおばあさんはお風呂に入ることになりました。お風呂場に行ってヘルパーがおばあさんに、

「おばあちゃん、お風呂ですよ」

と言いながら着物を脱がせようとすると、おばあさんは、

「お前は誰だい、私に着物を脱がせて何をしようとするんだ」

とはげしい剣幕で怒ります。ヘルパーは困って杏子さんに助けを求めました。杏子さんは、

「おばあちゃん、今日からこの方がお風呂に入れて下さるのよ、言うことをきいてね、私もお手伝いするから」

ととりなしました。しかし、おばあさんは、

「何だい、見も知りもしない人が私を裸にしようとして、泥棒でもしようというのかい」

と言って着物を脱ごうとしません。仕方がないので、その日はおばあさんの入浴を諦めて、しばらくおばあさんの所に通って身の回りの世話をして馴染みになってから再度試みることにしました。

★　脱いだ(脱がされた)服を誰かに盗られるのではないかという心配から(なかには、物盗られ妄想

の延長線上にある場合もあると思いますが）、お風呂そのものを拒否することがあります。

また、衣服を脱がされ裸にされるということに拒否感を示す老人もあり、これは裸にされて危害を加えられるのではないかと心配する場合と、痴呆が進んでいてもなお残っている羞恥の感情による場合があります。

裸にされて危害を加えられるのではないか、脱がされた着物を盗まれるのではないかという心配は、介護者との心情的な信頼関係の如何にもよりますが、家族介護では問題になることはほとんどなく、訪問介護や施設介護にほぼ限定されるものと思われます。

このような場合は、もちろん、信頼関係を築いていくことが大切でしょうが、当面の対策としては、脱いだ服が常に老人の視野の中に入るような所に置く、羞恥心が原因になっていると思われる場合は、脱衣の際は出来るだけ老人の背後ないし横に介護者が位置するように配慮します。

しかし、仮にそれが物盗られ妄想の延長線上にあるための脱衣拒否であれば、解決に困難を伴うのが現実と考えられます。

・入浴の仕方が判らない

楡谷さんのおじいさんは、このところ痴呆が進行して食事なども楡谷さんの奥さんの菫さんが声かけなどで援助しています。それでもこれまではお風呂場に連れて行けば、体を洗うなどはうまくは出来ないにしても自分で浴槽には入っていました。最近は菫さんがお風呂場に連れて行ってもぼんやりしていることが多くなり、時にはお風呂場に行くことさえ拒否反応を示すようになりました。

菫さんは楡谷さんに、

「おじいちゃんね、この頃お風呂場が何をする所か判らなくなったみたい。お風呂場で着物を脱がせてあげてもぼんやりしているのよ、今までは一人で湯槽に入ってくれたのに。しかも時々はお風呂場に行くのも嫌がるのよ」

と最近の様子を話します。楡谷さんは、

「このところ呆けが進んでいるみたいだね。お風呂場ではぼんやりしているようでも本人はどうしていいか判らなくて戸惑っているんじゃないのかな、それが嫌で風呂場へ行きたくないのかもしれないね、どうしたらいいんだろう」

と困っている様子です。菫さんは、

「そうね、だったらお風呂場に行く前にお部屋でおじいちゃんにタオルとか石鹸を見せてあげたらどうかしら、お風呂のイメージが出てくるかもね」

と提案します。楡谷さんも、

「菫の言うようにうまくいくかどうか判らないけどやってみる価値はあるかも、ご苦労だけど試してみてよ」

と言いながら期待しているようです。

★　一つの行動を完結するには、最初に現況を把握して、記憶を材料に思考を進め、正しい判断を下しながら行動しなければなりません。

入浴という行為も、まず何のためにお風呂に入るのかということの理解から始まり、服を着たままでは入れないから服を脱がなければならない、体や髪を洗う、浴槽に入る、体を拭いて服を着るなど、多くの行為を必要とします。また、これらの一つ一つの行為も、例えば、体を洗う行為はスポンジを湯に浸す、石けんをつける、体の何処から洗い始めるかなど幾つかの行為の集積になります。

入浴を完結するには、これらのすべての行為が正しく判断され、しかも、全体として統合されていなければなりませんから、使用出来る記憶量が少なくなり、思考過程に障害の出てきた痴呆老人にとってはかなり困難な行動になり得ます。したがって、痴呆の程度によっては、入浴行為を自らの能力で簡略化、例えば、洗うという行為を省略して浴槽に入るだけにしてしまう老人も現れます。

しかし、入浴を完結するための個々の行為や、あるいはそれらの行為の統合が出来なくなった痴呆老人でも、入浴に必要なこれらの行為が遂行出来なくなったことへの戸惑いや困惑の感情は残っている場合が多く、この感情が入浴という行為そのものを否定する行動へつながることもあり得るであろうことは容易に推測出来ます。

痴呆が更に進めば、清潔という概念が記憶から消え去り、お風呂の使用方法はもちろん、お風呂の存在理由さえも理解が出来なくなってしまいます。

このような理由での入浴拒否への対応は入浴援助ということになりますが、一つ一つを全部にわたって指示したり援助するのではなく、痴呆老人の出来ないことのみをさりげなく手助けし、出来ることは手を出さないで本人にさせることが大切です。出来ることは奪わず、出来ないことを強要しないという介護の基本は守ることにします。

しかし、痴呆が進行してお風呂という概念が消えた老人には、一つ一つの指示や手助けが必要かもしれません。そのような状態でもなお処遇に対する感情が残っていることもあるので、老人の尊厳を傷つけない対応が必要です。

入浴に際しても、指示が命令口調にならないよう、個々の行為への援助も老人の動きの速度を勘案し、また羞恥心などにも配慮が必要になります。

(四) 摂食拒否

食事摂取も体調が大きく関与しますから、入浴の場合と似た部分が多いのかもしれません。しかし、食行動は動物の本能的な部分であり行動様式も単純ですから、当然その障害は入浴拒否とは若干の違いがあります。

運動量が少なくて食欲がない、夏の暑さなどの季節的な要因で食べられないなどは、原因に対応して、お散歩をしたり買物に連れ出したり、冷たくて喉ごしのよい食物など調理に工夫をしてみることになりますが、ここではそれらを除いた摂食拒否の幾つかを考えてみたいと思います。

痴呆老人の摂食拒否は、本人に適切な訴えが出来ない場合がありますので、いつでも介護側での心づかいが欠かせません。

・体調が悪い

おじいさんが、今日は朝からほとんど食べてくれないので樫山さんと奥さんの菊恵さんが心配そうに話をしています。樫山さんは、

「今日のおじいちゃんはどうしたんだろう、ご飯も食べないけど元気もないみたいだね、熱でもあるんだろうか」

と菊恵さんに問いかけます。菊恵さんは、

「そうなの、でも熱もないし風邪を引いているようにもみえないのよ」

菊恵さんにも理由が判らないようです。樫山さんが、

「飲み物はどうだろう、何か入っている？」

尋ねると、菊恵さんは、

「そうね、牛乳とかジュース、お水は飲んでいるわよ、ご飯類を食べないのよ」

と少し不思議そうに答えます。それを聞いて樫山さんは、

「そうか、じゃ口の中に何か出来て痛いんじゃないだろうか、菊恵も前に口内炎が出来て固形物を食べると痛いって言っていたことがあったよね」

と菊恵さんにおじいさんの口を見るように言います。おじいさんの口を見て来た菊恵さんは、

「やっぱり貴方の言う通りだったわ。おじいちゃん、何にも言わないから判らないのよね、私達が注意してあげないと」

と言って、口内炎なら大抵三、四日で治ると考え、しみない物を作って食べてもらって様子をみることにしました。

★ 風邪などによる発熱や頭痛、必ずしも下痢を伴わない胃腸障害などがあれば食思不振は当然ですが、見逃されやすいものとしては口内炎があります。

特にアフター性口内炎は痛みが特徴で、食物が患部に触れると痛みが増強されますので食べる意欲を失ってしまいます。口腔粘膜や舌を見ると白くえぐれたようになっている患部が発見出来ますので、そのような場合は温度や硬さも含めて刺激の出来るだけ少ない食物に変え、通常のアフター性口内炎は数日で改善していきますので経過をみます。

もちろん、観察していて重症感があったり治癒傾向がなければ、病院や医院を受診しなければなりません。

・歯（入歯）の具合が悪い

梨木さんのおばあさんは、このところ食事が進みません。食べる意欲はあるようなのですが、口をもぐもぐさせてばかりで捗らない感じです。体も何処といって悪くはなさそうで食事時以外は変わった素振りはありません。奥さんの菜摘さんが心配しておばあさんに、

「おばあちゃん、何処か具合が悪いの、食欲がないみたいね」

と尋ねましたが、おばあさんはやはり口をもぐもぐさせるばかりで返事がありません。梨木さんが横で聞いていて、

「そう言えば、おばあちゃんこの頃ご飯の時以外はほとんど入歯はずしているみたいだよね。入歯の具合でも悪いんじゃないのか」

と菜摘さんに言います。菜摘さんも、

「そうね、今の入歯も作ってから大分経つもんね。明日でも早速歯医者さんに連れて行くことにするわ」

という今日の結論でした。

★　案外見逃されやすいのは歯の状態です。年を取ると歯茎が痩せて歯の固定が悪くなり、歯がぐらぐらしてくることが多くなります。そのような歯では咀嚼が困難になり、食べる意欲が削がれてしまいます。
　また、入歯も、作った頭初はぴったり合って不具合がなかったとしても、やはり歯茎が痩せることで合わなくなっていきます。

　いずれの場合も応急的には、刻み食や咀嚼を要しない流動食などでしのぐことになりますが、出来るだけ早期に歯科を受診して根本的な解決を計ることが大切になります。

・抑うつによる

楢本さんのおじいさんは定年退職して十年になりますが、最近自分から外に出掛けることもほとんどなくなり、何をするでもなくぼやーとして家にいます。家にばかりいるせいか食欲もなさそうで、自分からはほとんど食べようとしなくなりました。楢本さんが心配して、

「おじいちゃん、家にばかりいると運動不足になるから散歩にでも行ったら」

と勧めても生返事ばかりで動く気配を示しません。楢本さんは奥さんの茨さんに、

「この頃のおじいちゃん、どうしたんだろう、元気がないよね」

と話しかけました。茨さんも、

「私もそう思っているんだけど、最近よく眠れないんだとは言ってたけど体は別に何処も悪くなさそうなのよ。でも、一度お医者さんに診てもらったほうがいいのかしら」

茨さんも心配そうです。楢本さんは、

「そうだね、とにかく一度お医者さんに相談してみることにしようよ」

ということで後日受診したところ、老人性の抑うつと診断され、抗抑うつ薬や睡眠薬などを処方されました。

★ 入浴拒否の場合と同様、老人自体が抑うつ状態に陥りやすい傾向があるところに痴呆が重なって抑うつ気分が亢まります。

抑うつ状態になると、何をするのも億劫になり、食べることさえも面倒くさくなります。その上、抑うつ状態は、自律神経系にも障害を併発する場合が多く、そのために眠れない、体がだるいなどとともに消化器系にも異常をきたして食欲低下が加わることもありますから、ますます食べる意欲をなくしてしまいます。

時には、生きる気力をなくして、希死念慮の基に食事の摂取を拒否することもあります。このような場合の摂食拒否は、時には非常に意志強固で、点滴など非経口的な水分や栄養補給が必要になる例さえもあります。

抑うつの原因が喪失とそれに付随する役割や目標のなさ、そして孤独と寂しさですので、日頃の老人とのかかわりが重要であることは当然であります。

・食べる行為を忘れた

梅野さんのおばあさんは、痴呆がひどくなってほとんど喋らなくなり、洗顔や入浴などの日常行為も一つ一つ指示がないと出来なくなりました。食卓に座っても何をしたらいいのか判らないようで、箸でご飯やおかずをつついたりしているだけで自らは食べようとしません。梅野さんが、

「おばあちゃん、箸を持ったらこうやって食べるんだよ」

と教えても、面倒くさいのか、時には手で掴んで食べようとします。梅野さんは、

「こぼしてもいいから箸を使いなよ」

と言ってもおばあさんはよく判らないようです。梅野さんも奥さんに、

「仕方がないね、手で食べてもいいよ、こぼして後が大変だろうけど頼むね」

とお願いしました。

★ 食べる行為は入浴行為などに比べ本能的な要素を多く含み、行為自体も単純なのですが、それでも主食やおかずの選択、箸を使うなど、いくつかの行為の組み合わせは必要になります。

食物を食物として認識出来ていても、痴呆が進めば食卓上の食品の情況が把握出来なかったり、情況把握は出来ても、思考が進行せずに食べる行動に結びつかなくなったりします。このような状態になると、食べるという現実感がなくなったり、食べることに集中出来なくなって手指や持っている箸で食物をいじり回して遊ぶようになることもあります。

このような場合の対応は、出来るだけ現実感を持ってもらえるように、食事の場をそれらしい雰囲気に盛り上げたり、老人がよく見える場所（対面する場所）に位置する人は、動作を判りやすくして老人が真似られるようにしてみます。また、丁寧にゆっくりと判りやすく指示をしてあげると、老人自らの手で食べられることもあります。

このような場合も、毎日のことでもあり必ずしも容易ではありませんが、急がせたり、食べこぼしを叱ったり、嫌な態度をみせるようなことは慎むべきと考えます。

いよいよ痴呆が進むと、食卓や食物を認識することが出来なくなったり、また食物が口に入っても

噛むことや飲み込むことさえも忘れてしまったりします。

　痴呆も末期の症状ですが、この時期になると口の中に入ったものの味を感知することが出来なくなって異食行動がみられる場合もあります。

　食物が口の中にあっても咀嚼しない場合は声かけなどが必要ですが、嚥下に問題が生じている場合は、誤嚥の可能性もありますので食物の種類や調理方法などに工夫をして誤嚥が起きにくいようにしなければなりません。

(五) 介護拒否

　物盗られ妄想を含めて、すでに述べた入浴拒否や摂食拒否の一部、次に述べる暴力行為なども介護拒否になりますが、これらについては各々の項を参照して頂くことにして、ここではなぜ介護拒否行為が発生するのかを中心に考えてみることにします。

　人が生きている限り、老いはお断わりしても必ず向こうからやって来ます。必ず訪れる老いに人がどのように対応するかを二分すれば、向かってくる老いと勇敢に戦うか、それとも抵抗することなく受け入れるかのどちらかになります。結論を先に述べてしまえば、老いをそれなりに受け入れるタイプの人に介護拒否行動は少ないだろうと考えられます。

　性別の違いでどちらが老いを素直に受け入れるタイプが多いかを推測してみると、女の老人に老いを受け入れるタイプが多く、男の老人に老いと戦うタイプが多いようです。老人になってからは、当然、老いを受け入れるタイプのほうが可愛く見えるはずで、可愛いおじいちゃんよりも可愛いおばあちゃんが多いのは、女の老人に老いを受け入れるタイプが多いからと考えます。ただし、現在の風潮を見ていると、将来は必ずしも可愛いおばあちゃんのほうが多いとは言えないのかもしれません。

介護をする上で扱いやすいのは、老いを素直に受け入れるタイプの老人になりましょうが、当の老人にとって、老いと戦うタイプと受け入れるタイプのどちらが老いを生きていく上で利が多く賢明であるかの判断は、少なくとも私には出来ていません。多分、あくまでも老いに抵抗するのではなく、受け入れなければならない老いはそれなりに受け入れ、抵抗すべき老いにはそれなりに抵抗するのが最善の生き方とは思いますが、実際には至難の業であろうと想像されます。

・老いと勇敢に戦うタイプ

松川さんの家には華道の師匠をしているおばあさんがいます。八十歳も過ぎているのですが、本人はまだまだ気力に衰えはなく現役で頑張っています。おばあさんは華道の世界では地域でも名士で、今も地域部会の部長を務めています。気力は、自分がいないと地域部会が成り立たないというくらい旺盛なのですが、最近は体力の衰えが目立つようになり、歩行はもちろん、立ち居振る舞いにも不自由さが見えるようになりました。部会の助けがないと出来ず、作品も粗雑になっています。部会の人達も困っていて、おばあさんに部長を止めてほしいのですが、立場上進言する人がいません。松川さんの奥さんの紅葉さんも会員ですので、それらの雰囲気は判るのですが、家でもおばあさんが君臨しているので直接言うことが出来ません。仕方がないので、紅葉さんは松川さんに、

「ねえ、おばあちゃんのことなんだけど、この頃歩くのもやっとになったでしょう、お花の会の仕事もほとんど人任せなの。会の人達はおばあちゃんに部会長を止めてもらいたいようなんだけど、誰も言えないで困っているの、何となく私に言ってほしいようなんだけど、でも、私だって恐くてとてもそんなこと言えないわよね」

と訴えます。松川さんは、

「ということは、私に言えということなの、確かにもう年なんだから引退したほうがいいに違いないんだけど、私が言うとおばぁちゃん気持ちが落ち込みそうだな。自分で止めるって言ってくれるといいのにね」

と逃げました。紅葉さんは自分では言えないし、会の人達の気持ちは判るしで困り果ててしまいました。

★ 老いは誰にでも間違いなくやってきます。如何なる努力を重ねても、加齢は再生可能な記憶量を徐々に少なくしますし、思考の進行速度も確実に遅くし、また身体能力や環境への適応能力を低下させます。

老いがもたらす環境は喪失であり、老人は喪失に伴う寂しさや孤独の中で生きなければなりません。老いとの戦いは、心身の衰えと戦いながら同時に喪失や寂しさ、孤独を敵に回すことになります。

老いと戦うタイプの老人は、自分の老いを拒否するために若さを誇示、時には年齢に不相応なことに挑戦したりで能力の低下を認めませんから、例えばパソコンなどにも挑戦しますが、新しいことへの適応能力が落ちていますから挫折する場合も多くなります。会社勤めなどで定年のある場合は問題ありませんが、自分の意志で仕事からの引退を決められる政治家や医者などの自由業ではなかなか身を引こうとはしません。

傍から眺めていても、もはや到底その任を全うするのは無理ではないかと思える人達が現役に留まっている例も少なくありません。本人に能力低下の自覚がありませんから、傍で生活している誰かが忠告すればよいのでしょうが、立場上なかなかそうもいかないことが多く、その上、大抵の例では、忠告されても老化現象としての頑固さや自己中心的な性格が強くなっていて、素直に忠告を聞き入れることは少ないようです。

老いに戦いを挑むためには気力を保ち続けることが必須条件であり、気力なしで戦いは成り立ちません。しかし、老人を攻撃する老いの持てる武器は豊富であり、また次々と喪失という新しい戦力を手にして攻めてきますから、老いの勝利、そして老人の敗北は確実です。

いよいよ老いに打ち負かされて自分一人の力では生活が出来なくなり、誰かの世話にならなければならなくなった時、挑戦的で老いを素直に受け入れることなく老いに戦いを挑むタイプの人は、どちらかというと、今まで他人の世話をすることの方が多く、他人の面倒をみることは得意としますが、立場が逆転して世話（介護）をされる側になっても、自分が下位になって他人から面倒をみられる立場には馴染めず、またその情況を素直に容認することも出来ません。したがって、そのような状況でも挑戦的になって、最も頼りにしなければならない介護者（それまでは老人よりも下位にいたが、今後は面倒をみてもらうことになる妻や子供の嫁など）を標的にして暴力的になったり、あるいは物盗られ妄想などという表現になって、その行動は直線的に介護拒否に向かって進むことになります。

自分の能力の衰えを多少自覚することはあっても、家族を含めて他人に弱みをみせたり、人に素直に依存することが難しい性格だからで、このような痴呆老人の家庭での介護は、通常容易でないことが多くなります。特に、それまで何となくではあっても上下関係があり、老人が上位であった場合は、知性の部分ではともかく、感情的には立場逆転を受け入れるのが更に難しくなります。このような場合には、家庭での介護継続が困難になることもありますので、過去に上下関係などのなかった第三者的な人（施設介護など）に介護を委ねることも考慮する必要が出て来ます。

老いに挑戦的な老人の介護は、出来るだけ介入過多にならないよう、当人が本当に困っている時にだけ手を差し伸べると良い結果が得られる場合があります。

・老いを素直に受け入れるタイプ

桜庭さんのおばあさんは、最近痴呆が進行して日常生活にも奥さんの牡丹さんの手助けが必要になりました。牡丹さんが桜庭さんと休日の昼下がりにお茶を飲んでいます。世間話の後に牡丹さんが、

「おばあちゃんねえ、この頃呆けが進んだみたい、歯磨きなんかもちゃんと用意してあげないと出来なくなったわ」

とおばあさんの近況を話しだしました。桜庭さんも、

「病気なんだから仕方がないよね、特別牡丹を困らせるようなことをするかい」

と牡丹さんを思いやります。牡丹さんは、

「そんなことないわね、うちのおばあちゃん、私の言うことは素直に聞いてくれるのよ、助かるわ」

と答えます。桜庭さんも、

「そうだよねー、おばあちゃん、昔から優しくて素直な性格だったから。亡くなったおじいちゃんが一時仕事がなくなって貧乏したことがあったけど、その時も仕方がないんだから、そのうちにまた良いことがあるかも、なんて言って平気な顔していたもんね。だからといって特別頑張ることもしないんだけど。呆けはこれからますます進んで牡丹も大変だろうけど、頼むよ」

と牡丹さんにお願いします。牡丹さんも、

「うちのおばあちゃんなら大丈夫、任せておいて」

と自信ありげに答えました。

★「一旦老いを受け入れてしまえば、老いは自由気侭に振る舞って俺の人生を占領してしまうだろう、だから俺は老いに戦いを挑むのだ」これが老いに挑戦的な人の言い分とすれば、「私はどうせ老

いと戦っても勝ち目はないのだから老いと仲良く付き合っていく方が得であり楽だと思う」これが老いを素直に受け入れる人の言い分になります。老いを素直に受け入れるタイプの人達はあまり頑張り屋さんではないのかもしれません。

仕事も自分に衰えを感じたら適当な時期に引退し、重ねて襲ってくる喪失も、年を取れば仕方のないことと受け止め、いわば悪あがきをしないで老いを過ごすことになります。このような人は、年老いてからはつきものの慢性病（糖尿病や高血圧など）も受け入れて、病気と仲良く付き合って生活している人が多いようですし、体に障害が生じて生活が困難になれば、それにも抵抗しないで、助けてくれる人があれば素直に感謝の気持ちを表して援助を受け入れることが出来ます。もちろん、それまでと立場の逆転がある場合にも、老いに戦いを挑むタイプの人達のように挑戦的な感情を持つようなことにはならずに素直に受け入れることが出来ます。

また、仕事を引退した後は、自分の能力範囲内の仕事（例えば、家の掃除やちょっとした買物など）が支障なく出来るだけでも結構満足に感じることが出来るようです。

したがって、老いを素直に受け入れるタイプの人達は介護拒否という行為からは遠い存在で、少なくとも家庭内では協調的であり、小さな幸せの積み重ねを大きな幸せに感ずる、介護側からは扱いやすい存在ということになります。

このように考えてくると、老いを素直に受け入れるタイプの方が本人自身も介護側もともに結構な感じになりますが、一方で、このようなタイプの人達には積極的な覇気を感じることは少ないようです。

最終的には、老いを素直に受け入れなければならないとは思いますが、少なくとも老いの始まりから暫らくは、老いに対して若干の抵抗を試みるべきかと私は考えています。難しいことではありましょうが、何事も一方に偏らず中庸がよいのかもしれません。

(六) 暴力行為

暴力行為も家庭での介護継続を困難にする行為の一つです。しかし、多くの場合、痴呆老人の暴力は攻撃対象者に怪我などの損傷を与えるようなことは極めて稀と考えてよいようです。暴力行為といっても、単に言葉での場合が多く、手を上げたり足で蹴ろうとする動作はあっても、実際に対象者を殴打したり足蹴にすることはほとんどありません。ただし、痴呆が高度になり、思考が働かなくなってくると、感情面だけが突出した行動になり、その行動にはコントロールが加わりませんので、高度な痴呆老人の暴力行為には事故につながらないようにする介護側の注意が必要になります。

攻撃対象者は大抵の場合、面倒をみてくれている自分に最も身近な人になりますので、痴呆老人で思考には障害があっても、暴力行為を表現出来る感情が残っている段階では、頭の何処かに自分が頼らなければならない存在が誰であるかの認識はあるものと考えられます。

痴呆老人が暴力行為に及ぶには、短気や頑固、わがままなどの元々の性格が関与するには違いありませんが、そのような行為に及ぶ何らかの環境的誘因が存在するであろうことも推測されます。

性格的に老いを抵抗なく受け入れるタイプの老人は、大抵自分を援助してくれる介護者の手助けも素直に受け入れることが出来ますので、暴力などという行為からは遠い存在であるのが普通です。

したがって、暴力行為が問題になる痴呆老人はほとんどが老いと戦うタイプということになります。このタイプの人達は、どちらかというと、頑固で負けず嫌いな性格の人が多く、しかも加齢とともに頑固さは強化されますので、暴力行為も執拗な傾向になります。しかし、このような性格の人全員が暴力を発揮するようにはならないので、暴力行為にはやはり何らかの環境要因が関与しているものと考えられます。

痴呆老人の暴力行為が現在の生活環境に起因することが多いのは当然ですが、原因が過去の生活に遡ることもあります。

・現在の生活環境に起因する暴力行為

萩井さんは八十歳を過ぎましたが、奥さんの蔦子さんと二人で暮らしています。六十五歳で定年退職した後も、出歩くことが好きで蔦子さんと近くの山に登ったり、時には釣りに行ったりして、わりあい活動的な生活を送っていました。しかし、五年くらい前から物忘れが目立ち始め、外出も少なくなり、家にいてもぼんやりしている時間が多くなりました。日常的なことも自分からはしなくなり、蔦子さんが指示を出さなければなりません。いつの頃からか、蔦子さんが、

「顔を洗いなさい、ご飯を食べなさい、お風呂に入りなさい」

と言うと、萩井さんは、

「うるさい！　いちいち俺に命令するな」

などと怒り声を出すようになりました。実力行使をしたことはありませんが、傍にいると今にも殴りかからんばかりになることもあります。蔦子さんは困って、介護士をしているお友達に相談してみました。お友達は、

「蔦子さん、あなたは御主人に何か言う時に命令口調になっていない？　命令口調で言うと怒りだす人って割合多いのよ、少し気をつけてみたらどうかしら」

とアドバイスします。蔦子さんは、

「言われればその通りだわ、いちいち言わなければしないんで、つい、命令口調になっていたのね、これから言い方に注意してみます。アドバイス、ありがとう、餅は餅屋ね」

と素直な蔦子さんはお礼を言いました。その後、蔦子さんは萩井さんに何か言う時はお願いする言い回しにしてみました。すると、萩井さんも怒る理由を失ったのか、割合素直に蔦子さんの指示に従うようになりました。

★ 痴呆老人の暴力行為の標的は、自分に最も身近で最も大切な介護者がほとんどですから、暴力行為には老人と介護者との信頼関係が大きく影響することになります。

痴呆老人は現状の把握に正確さがなく、そこから始まる思考も障害されてはいますが、痴呆に陥る以前から現在に至るまで、介護者との関係が良好に保たれていれば、余程の異変が起きない限りは暴力行為には発展しないのが普通と考えられます。

痴呆老人に暴力行為がみられるようになったら、まず老人を取り巻く現在の生活環境を検討してみる必要があります。

老人の希望や要求が満たされているかどうか。老人の希望や要求が具体的に何であるかを察知するのは必ずしも容易ではないのですが、家族とのかかわりが少なすぎて寂しく孤独に陥っていることの表現であるかもしれません。

食事や入浴などの際に命令口調の話し方になってはいないでしょうか。老人は過去の長い間、家族を守り職場で活躍してきました。それが年を取り痴呆に陥ることで立場が逆転してしまいましたが、過去の記憶に基づく感情は残っていますので、立場の逆転は頭の何処かでは理解が出来ていても感情が先走っての暴力行為ということもあります。

痴呆老人への対応は毎日のことで大変とは思いますが、老人の感情を逆撫でしたりしないように言葉づかいなどには心したいものです。

老人は思考の進行が遅くなるとともにその行動も鈍くなり、その上、痴呆老人の場合は行動を起こしても意図した結果が得られることが少なくなります。

例えば、トイレに行こうと思って向かっても、トイレのあり場所が判らないかもしれませんし、間に合わずに途中で漏らしたり、トイレを汚すことになるかもしれません。このような情況では、本人も不満足感や戸惑いを感じているに違いありませんが、度々であれば傍で見ている介護者の困惑やいらいら感も大きくなるに違いありません。ある程度は仕方のないことかもしれませんが、つい老人を非難したり叱責してしまいがちになります。

本人が戸惑いを感じている時に非難や叱責を受けることになりますから、老人の負けてたまるかの感情が爆発する誘因になり得ます。

老人は環境への適応範囲が狭くなることから何事によらず変化を嫌います。日常生活の進行がいつもと違っていたり、老人を取り囲んでいる道具類などの変化、時には家庭内での老人の居場所を変えるだけでも暴力行為につながることがあると言われています。

これは変化に対応するための現状の認識が正確に出来ず、思考も正しい方向へ進まないことで戸惑いを生じ、その戸惑いに対応する感情がコントロールされることなしに表現されるものと推測されます。

老いは喪失の連続で、社会生活上ではもちろんのこと、家庭でも老人の果たさなければならない役割が失われていきます。役割のなさは老人から目標を奪い、代わりに寂しさや孤独感を持ち込みます。老人の暴力行為は寂しさや孤独感をストレートに表現出来ないことへの形を変えた訴えなのかもしれません。

かかわりを密にするとともに、小さな事でもいいから老人に出来る役割を作ってあげられたらと考えます。

物盗られ妄想に代表されるように、妄想が暴力行為につながることがあります。物盗られ妄想では、ほとんどの場合、言動による攻撃で暴力的な実力行使はありませんが、攻撃対象が最も身近で最も世話になっている介護者が対象になることでは、他の暴力行為と変わりはありません。

・暴力行為の原因が過去の生活や経験にある場合

樫本さんのおばあさんは痴呆にはなっていましたが、奥さんの桔梗さんの世話で割合平穏に暮らしていました。しかし、昨年の暮れに熱を出して病院に連れて行ったところ、肺炎とのことで入院になりました。食欲が落ちたこともあり点滴注射を受けましたが、その間、腕を動かしたり、時には反対の手で注射針を引き抜こうとしたりしました。看護師さんが、

「おばあちゃん、手を動かさないようにお願いね、すぐによくなるから」

と言っても痴呆のおばあさんには理解が出来ません。止むを得ず、点滴注射の間は両手を固定されてしまいました。縛られたおばあさんはますます暴れるようになり、ついには、体も動かないように縛られてしまいました。肺炎が治りおばあさんは家に帰りましたが、それからは桔梗さんが着物を着せようと帯を出すと暴れだします。困った桔梗さんは樫本さんに、

「おばあちゃん、どうしたんでしょう、着物を着せようとすると興奮して怒るのよ。病院に行く前はあんなに温和しかったのに」

と相談します。樫本さんは、

「病院で何かあったんだろうか、桔梗に心当たりはないかね」

と尋ねました。桔梗さんはしばらく考えてから、

「そうねー、病院でおばあちゃんが嫌がったことといえば点滴ね。動くんで縛られちゃったもの」

桔梗さんの話に樫本さんは、

「それかもしれないね。着物は紐で縛るだろう、その紐を見ると病院で縛られていたことを思い出すんじゃないかな、紐を使わないでいいような寝巻を着せてみたらどうだろう」

と提案します。桔梗さんも、
「そうね、うまくいくかどうか、ネグリジェみたいなものを着せてみるわ」
と言って、その後おばあさんに紐を使わないで着れる寝巻を着せてみました。すると、おばあさんは以前のように怒りだすことはほとんどなくなったそうです。

★介護が必要な痴呆老人が、家庭の事情や同居家族との折り合いの悪さなどから別の家庭に移る場合や、病気などで入院生活を送っていた老人が退院によって家庭に戻る場合があります。このような場合、前に居た家庭や病院での処遇が、新たに移り住んだ家庭での暴力行為につながることがあります。

前の家庭で受けた意に沿わない処遇、例えば徘徊を防ぐために部屋に閉じ込めた、嫌がる老人を無理やりお風呂に入れた、などが記憶に(体験として)残っていて、居室のドアーを閉めた途端に暴れたり、お風呂に誘う行為だけで暴力的になることもあります。

痴呆の程度が進んでいる状態では、新しく移り住んでの介護者と過去の介護者との区別が出来ないことから、新しい家庭に移った後も以前の介護者の印象を引きずっていることが原因と思われます。

また、病院に入院中に体験した嫌な思い、例えば点滴静脈注射などの際に、止むを得なかったこととはいえ身体的拘束をされたなどの記憶が、家庭に帰っての衣服を紐や帯で縛る行為で蘇って暴力行為につながることもあります。

いずれの場合も、過去の記憶が時間や空間を越えて現在に蘇り、それに対応する感情が湧き出て暴力行為となって表現されるものと考えられます。

ここでの例のように原因が判れば対応は可能ですが、必ずしも原因が解明出来るわけではありません。原因が判らない場合は、時間をかけても介護者や家族全員と痴呆老人とのかかわり合いを多くして信頼関係を築き上げていくよりほかはありませんが、適当な運動は鬱積した気分を発散させてくれますので、短時間であっても外気に触れての運動は推奨されてよいものと考えます。

この例は暴力行為というよりは興奮状態になったものですが、暴力行為にまでは発展しなくとも痴呆老人が興奮状態になることは珍しくありません。

成り立ちなどは暴力行為の場合とほとんど違わないと考えられますが、そのような情況では、説得などで効果を期待することは出来ませんし、同じ場面を継続させていると事態の解決につながりませんので、場所や場面を変えることで気分転換を計り、興奮が治まるのを待つことになります。

(七)不　眠

老人の眠りは生理的に深い眠りの時間が少なくなり、浅い眠りの時間が多くなります。老人は基礎代謝が減少し、そのうえ活動量も少なくなることから、必要な睡眠量は若年者に比べて少ないといわれています。しかし、必要な睡眠の量は確かに少なくてよいのですが、実際の老人の睡眠時間は必ずしも短くはありません。少し長くなりますが老人の眠りについて説明します。

老人の朝は早いので、一見すると睡眠時間は短いようですが、多くの老人の就床時間は若者に比べて極端に早く、午後十時以降という人はむしろ稀で、九時前後が一般的、早い人は八時頃には床に就いてしまいます。九時に寝て朝四時に起きても正味七時間ですから決して少なくはありません し、そのうえ昼寝が習慣になっている老人も結構多くみられます。老人の必要な睡眠量は少ないはずなのに、なぜこのように睡眠時間が長くなるのでしょうか。

動物は一日を、あるいは一生をリズムを持って生きています。一日二十四時間同じ体調が持続して過ぎていくのではなく、血圧や体温、ホルモン分泌などもリズムを持って変化しています。例えば、血圧や体温は昼間は高くなり眠っている間は低くなりますし、ホルモンも成長ホルモンなどは夜間眠っている、それも深い眠りの時間帯に多く分泌することが判っています。

一日のこのリズムを生体の概日リズムといい、そのリズムは生体時計といわれる時計が刻んでいます。そして、その生体時計は地球時間が一日二十四時間であるのに対し約二十五時間周期になっています。そのままでは毎日1時間づつ遅れていくことになり、実際の生活リズムとは合わなくなりますので、毎日、大抵は午前中に、昔、家の中心にあった柱時計を時報などに合わせていたようにリセットさせています。

この生体時計のリセットには、午前中の太陽光とともに、出勤や退社、三度の食事時間などの規則正しいメリハリの効いた生活が必要なのですが、特に重要なのは午前中の太陽光になります。

生体時計のリセットが出来ないことになれば、その人の生活リズムは毎日一時間づつの遅れが出てきます。例えば、眠りに入る時間も毎日一時間づつ遅れていって、約二週間後には眠りのリズムが昼夜逆転、昼間眠くなって夜は眠れない状態になります。

このように、生体時計は人の睡眠覚醒の時間帯を決める働きがあります。それを睡眠相といい、早寝早起き型は睡眠相が前進している、遅寝遅起き型は睡眠相が後退していると表現します。朝目覚めの早い多くの老人は睡眠相が前進していることになります。これは、午前中、特に早朝の光が睡眠相を前進させる働きがあるからで、朝の早いお年寄は必然的に睡眠相が前進することになります。

眠りには大きく分けて、浅い眠り、深い眠り、レム睡眠の三種類があります。浅い眠りは眠りの最初に現れる眠りで睡眠段階1と2に、深い眠りは浅い眠りに引き続いて入る眠りで、これも睡眠段階3と4の二つに分けられています。レム睡眠は目覚め前の眠りで、体の筋肉は弛緩しているのですが眠り自体は浅くなっています。眠っていながら目玉がきょろきょろ動くのでrapid eye movement sleep＝REM sleepといわれていますが、目覚めて活動を開始するための準備段階の眠りと理解されますので、覚醒準備睡眠と表現してもよいのではないかと私は考えています。

普通の眠りでは、浅い眠り、深い眠り、レム睡眠がセットになっていて、一セットの眠りの時間は約九十分になります。一晩の睡眠時間が六時間の人はこのセットされた眠りが四回、九時間の人は六回繰り返されることになります。なお、眠りの途中で起こされる場合、深い眠りの時期に起こされると目覚めた時に寝ぼけ状態になり、レム睡眠の時期に起こされた時は覚醒準備段階の眠りからの目覚めですから寝ぼけ状態にはなりません。

老人の眠りの特徴は、早寝早起きが習慣になっている人が多く、睡眠相が前進していることと生体時計のリズム振幅が小さくなっていることです。睡眠相が前進していることは、夜遅くまで起きていなければならない仕事や趣味を持っているような老人以外は生活に特別な支障はありませんで、強いて困ることと言えば、仕事もないのに朝早く目覚めて動きだし、他の家族の朝の眠りを妨げることくらいかと思われます。

それに対して、生体時計のリズム振幅が小さくなることは生活全般に影響するのですが、眠りに関しても幾つかの問題が生じてきます。

主な睡眠障害には、眠りに入れない入眠障害、夜中に度々目覚めてなかなか次の眠りに入れない中途覚醒、朝の目覚めが早すぎる早朝覚醒があります。

入眠障害は、睡眠相が後退していて眠ろうとする時間にまだ体側が眠る時間帯に入っていない場合もありますが、心理的な要素が大きく、眠りを意識することで余計に眠りに入れなくなったり、翌日に大きなイベントを控えていたりした時に眠れなかったりする種類の睡眠障害で、老若男女を問いません。

早朝覚醒は老人に多くみられ、生活習慣によって睡眠相が前進したことで朝早過ぎる目覚めになるのですが、極端な場合を除いて大きな問題にはなりません。

中途覚醒は夜中に度々目覚めて、しかも、次の眠りになかなか入れないという睡眠障害ですが、四十歳以降になると直線的に増加するといわれています。

中途覚醒の原因は、夜間のトイレやアルコール摂取(アルコールには利尿作用があるために夜間のトイレ回数が多くなることもありますが、眠りの後半にアルコールの血中濃度が低下して短い離脱期に入ることなどで、中途覚醒作用があります)、睡眠時随伴症(睡眠時無呼吸症候群、むずむず脚症候群や夜間四肢こむらがえりなど)、その他痛みや痒みなど身体的なものがありますが、老人の中途覚醒では生体時計のリズム振幅の低下が基本的な原因になります。

生体時計のリズム振幅の低下は、眠りの分野では睡眠覚醒のリズム振幅の低下ということになります。睡眠覚醒のリズム振幅が小さくなることは、睡眠と覚醒にメリハリがなくなるということで、眠りは深い眠りが少なく、浅い眠りが多くなり、睡眠の質が低下することで、睡眠時間に比して眠りの達成度は小さくなりますし、浅い眠りの連続なので小さな刺激で目覚めて、しかも、低下したリズム振幅の基では簡単には次の眠りに入ることは出来ません。

結局、老人の眠りは、浅い眠りが主で中途覚醒が多く、習慣的な早寝早起きで睡眠相が前進、夜間の睡眠時間は決して少なくないのですが、睡眠の質が悪いために、睡眠時間の長さに比して眠りの達成度が低いということになります。夜間の眠りが充分に目的を果たしていませんから、それを補うために多くの老人は習慣的に昼寝をすることになります。

このように夜間だけの睡眠では不十分で、それを昼寝で補っている眠りを復相睡眠といいます。なお、昼寝は夜の就床の八時間以上前であれば夜間の睡眠に大きな影響を及ぼさないといわれています。

松川さんのおばあさんは十数年前に脳出血を患い左麻痺が残りました。しかし、目立つような痴呆もなく、杖歩行ではありますが本人も意欲的にリハビリに取り組む生活でした。眠りに関しても、老人特有の朝の早い目覚めとお昼寝はありましたが、生活に支障をきたすことはありませんでした。

ある日、部屋の中を歩いている時にベッドの端につまずいて転んでしまいました。特に外傷はなく打撲程度でしたが、おばあさんはそれ以来歩くのを恐がってベッドから降りなくなりました。介護をしている奥さんの鈴蘭さんが、

「おばあちゃん、歩く練習をしないと寝たきりになりますよ」

と誘っても、おばあさんは、

「恐いから嫌だよ、ここが一番、ここで横になってテレビを見ているのが一番いいんだ」

と言ってベッドから降りようとはしません。横になってテレビを見ていますから、時々はうとうとと眠ってしまいます。この頃からおばあさんは夜中頻繁に鈴蘭さんを起こすようになりました。鈴蘭さんが行ってみても特に用事はありません。鈴蘭さんは松川さんに、

「困ったわ、おばあちゃん、用事もないのに夜何回も私を呼ぶのよ、寝不足になりそう」

と訴えます。松川さんは、

「昼間眠るから夜眠れないんだろう、そうでなくても年寄は眠りが浅くて夜中に目覚めやすいっていうから。出来るだけ昼間眠らないように話相手にでもなってやるより仕方がないんじゃないかな」

松川さんにも妙案はなさそうです。鈴蘭さんは、

「そうね、私も出来るだけ相手をするけど、しなければならない仕事もあるし、四六時中というのは無理ね」

と解決策を見いだせないままで話は終わってしまいました。
★　痴呆老人の睡眠障害も普通の老人の睡眠障害と特別な違いはありません。睡眠相の前進による朝の早い目覚めも極端でなければ、それほど大きな障害にはなりませんのでしょうが、極端になって、

目覚めが朝の二時、三時では介護側も大変でしょうし、仮に徘徊癖のある老人では夜中の徘徊という事態にもなります。

睡眠相が前進して極端に早く目覚めるようであれば、睡眠相を後退させるように試みなければなりません。睡眠相を後退させるには、早く就床しないようにすることが最も効果的ですので、夕食後は直ちにベッドに入らないよう、家族団欒の輪に入れるなどが必要になります。

なお、このような朝の早い目覚めの防止を目的としての睡眠薬の使用は慎重でなければなりません。睡眠薬には作用時間の短いものと長いものがあり、入眠困難型の睡眠障害には短い作用の睡眠薬でよいのですが、朝の眠りを維持させる目的ではどうしても長時間作用型の睡眠薬にならざるを得ません。睡眠薬には薬の作用時間内に目覚めた時は、多少ともふらつきや頭がはっきりしないなどの症状が現れますから、時には転倒の引き金になる可能性があります。老人の骨は脆くなっていて骨折しやすく、転倒による骨折は、寝たきり老人を作ることが多いので注意が必要です。

夜中に度々目を覚まして騒ぐ、というのは睡眠覚醒リズムのリズム振幅の低下が大きな原因であり、このリズム振幅の低下は老人ではある程度生理的な変化です。ここで示した例は、「寝たきり」状態になって刺激がなくなり、生活のメリハリを失うことで睡眠覚醒リズムの振幅低下が増強されたこと と、昼間のうとうと眠りが原因で夜の眠りがより障害されての状態と考えられます。

老人は、睡眠相の前進による早朝覚醒、睡眠覚醒リズムの平低化による睡眠効率の低下や中途覚醒が多くなりますが、更に痴呆になると時間の観念が希薄になったり、生活の規則性を失うことが多くなり、それらは睡眠覚醒リズムの平低化をますます顕著にします。

夜間は暗くなることや介護者も眠ってしまうことで不安感が大きくなりやすく、そのために、昼はうとうと眠りを続けて、夜になると目覚めて騒ぐことで介護に当たる家人を悩ませる例が多くなります。

老人にとって、睡眠覚醒リズムの振幅平低化はある程度は生理的な現象で仕方がない部分もあるのですが、日常生活にメリハリをつけることで多少は大きくすることが出来ます。一日中寝たり起きたりではなく、昼と夜の生活の区別を明確にして、出来れば、昼間は定期的な役割を持たせるようにします。

老人の中途覚醒には夜間のトイレも大きな要因の一つになります。本来は抗利尿ホルモンの分泌が夜間に増加して夜の尿量を減少させるのですが、年を取ると夜間の抗利尿ホルモンの増加が充分でなくなります(ホルモン分泌にもメリハリがなくなる)。夜になっても尿量が減少せず(普通、夜間の尿量は昼間の七割位になります)、高齢になって膀胱の伸展性が悪くなり膀胱容量が減少することも重なって、老人が夜間にトイレ回数が増えるのはある程度は止むを得ないことになります。寝る前の余分な水分摂取を控えることで若干の改善は期待出来るのではないかと考えます。ただし、老人は水分の不足には非常に弱く、簡単に脱水状態になりますので、特に夏期などの気温の高い季節は充分な注意が必要なことは言うまでもありません。

(八) 収 集 癖

痴呆老人が異常に物を集める場合も、もちろん個々の例によって理由や目的が違うとは思いますが、ここでは道具や器具の収集と食品や日常使用される消耗品の収集の二つに分けて考えてみます。

・道具や器具の収集

栗山さんが恒例の朝の散歩から帰って奥さんの楓さんに、

「角の家のおじいちゃん、物集めがはげしいようだね。今じゃ家の中に入りきれないで歩道に置いてあるよ、歩くのにも邪魔だけど車椅子の人は通れないな」

と散歩途中での様子を話します。楓さんも、

「そうなのね、家具や電気製品などを集めてくるらしいけど、お家の人も困っているらしいわ。呆けが始まっていていくら言ってもだめなんだって」

と近所で聞いてきたことを報告します。栗山さんは、

「でもね、よく見ると確かにまだ使えそうなものばかりなんだよ。呆けてるといってもそのへんの区別はつくようだね。集めてくるのはいいんだけど、通行に支障が出るようでは問題だな、誰かが説得して撤去しないとね」

と苦情を言います。楓さんは、

「説得といっても、相手は痴呆の人だから、痴呆老人に説得は効果がないって聞くわよ、いよいよになれば強制撤去より仕方がないんでしょうけど。それも当人にはあまりいい影響は与えないようね、家族の人達が気の毒だわ」

と他人事なので話は終わりになりました。

★　どのような行為にも正常領域と考えてよい行為から、その行為が行き過ぎていたり、目的がはずれていたりして異常領域に入ってしまうものまであります。物を集める行為でも、例えば、廃棄されてゴミ収集場に置かれた家具などを拾ってきて有効に使っている、などの話はよく聞きますが、このような行為はまさに正常な行為と考えられます。

しかし、確かにまだ使用に耐えられる家具ではあっても、限りなく集めて、それが使用されずに家の中の生活空間までも占拠する状態になり、時には自分の生活空間がなくなって他の場所で生活しているような例もありますが、そこまでの情況が作り出されると、もはや正常範囲内の行為とはいえなくなります。

新聞やテレビなどでも、拾い集めてきた器具や道具が家の中に納まりきれなくなって外にまではみ出し、危険な情況になったり景観的な問題が生じたりして近所に迷惑をかけている、という報道が時々目に入ります。隣近所など他人に迷惑がかかる情況を作り出せば既に異常行為ということになります。

このような行為はほとんどが痴呆老人によるものと思われますので、近隣の人達や行政側などが改善を求めて説得しても受け入れてくれる例は少ないようで、たいていの場合は強制撤去などの処置がとられています。

なぜ老人は道具や器具などを異常にたくさん集めるようになるのでしょうか。現在老人といわれる世代の人々は、戦中戦後の物資や食料の乏しい時代を経験していますので、物や食品を大切に扱うことが習性となって体にしみ込んでいます。まだ使用出来る器具や道具などは勿体なく感じて捨てられない世代なのです。

特に、長く使っていた器具や道具には思い出がしみ込んでいて愛着があり、もはや再び使う可能性がなくなっても大切に仕舞こんでいる老人は多く、物のあふれた今の時代に育った若者では理解し難い情況が生まれてきます。

道具や器具を見境無く異常にたくさん集めてきて、生活の場さえ占領されてしまう情況を作り出している痴呆老人は、勿体なくて捨てられない老人の延長線上にあり、多くは痴呆初期に現れる行動と考えられます。

痴呆が進んで混乱期に入れば、時間の認識が曖昧になって、現在と過去が混在し、意識が戦前戦後の物資のない時代に戻って（回想が妄想化して）の物集め行為ということもあり得るかもしれませんが、道具や器具を集めるという行為では、もしそのような例があったとしても稀と考えます。

異常な物集めの行動は、思考過程の障害によって導き出された判断の間違いによるものですから、もちろん、本人は悪いことをしているという意識はなく、現状の判断（認識）も正しくありませんので、物を集めてきた結果についても問題意識を持つことは期待出来ません。

本人に問題意識がありませんから、説得によっての物集め行為の中断や他からの強制による行為の訂正は期待出来ませんので、収集物が危険でなくて生活に特別な支障がなく、近隣にも迷惑がかからなければ、取り敢えずは見守ることになります。

もし、集めている物が危険な物であったり、老人や家族の生活、近隣に支障が生ずる物の場合は、むしろ積極的に、危険や支障のない物を集めてくれるように頼んで仕向けるのも時には効果があるかもしれません。また、出来るだけ興味がほかに向くように、ここでも老人に役割を作ることや老人と家族のかかわり合いを深めていくことが必要です。

・食品や日用品の収集

柿川さんの奥さん蕗子さんが、お勝手で冷蔵庫を開けながら、

「卵がなくなっているわ、またおばあちゃんね。どうしてかしら、冷蔵庫から卵を持って行っては布団の間に隠しておくのよ、卵なんか好きなだけ食べてもらっているのにねー」

と言っています。聞いていた柿川さんは、

「おばあちゃんの呆けも大分ひどくなったようだね。それにしても卵だけ持って行くのは不思議だな、昔おばあちゃんが若い頃の卵は貴重品だったからかなー」

柿川さんは自分が子供の頃はなかなか卵が食べられなかったのを思い出します。蕗子さんも、

「そうだったわね、確かに私達が子供の頃の卵は貴重品だったわ。おばあちゃん、昔に還ったのかもね。今の所食べている様子はないけど、悪くなってから食べられると困るわね、入れ物でも用意してそこに入れてもらうようにしようかしら、そうすれば適当に取り替えられるから問題な

いわ」
と対策を講じます。柿川さんは、
「卵でよかったよね、すぐに腐るようなものなら大変だ。面倒かけるけど頼むよ」
と蕗子さんに今後をお願いしました。

★ 食品や石けん、トイレットペーパーなど日用品を集める行為は、道具や器具などを集める行為よりも痴呆が高度化した老人に多くみられます。

人間は本能的に物を集める習性があるのかもしれません。誰でも子供の頃に、大人になってから考えれば、ビー玉や面子など「がらくた」的な物を集めて宝物として大事にしていた思い出があるのではないでしょうか。

痴呆老人の回想が妄想化し、時を越えて昔に還っていれば、それらの収集はビー玉が食物に、面子がトイレットペーパーに代わっているだけかもしれません。

先に述べたように、現在の老人世代は食料はもちろん、物資の不足していた時代を経験していますので、食料や物に対する執着心は強く残っています。痴呆老人の昔還りによって、その執着心が物をため込む願望になり、抑制が働かなくなることと相俟って、異常な収集行動となって現れる可能性は大きいと考えられます。

そのほか、収集行動の原因は様々であっても、このような行動をとる老人は痴呆が進んでいる場合がほとんどです。痴呆が高度になっていると、集めてきた物品の保管場所が適当でなくなりますし、味や匂いについての感覚が鈍りますから(異食なども味や匂いが判らなくなることが原因の一つになります)腐敗した食品を食べてしまう危険があります。

施設などに入所しての生活と違い、家庭では異物収集行為が極端になることは少ないと思われますが、痴呆老人を危険な情況にだけはさせないようにしなければなりません。

このような行為を、痴呆老人は間違った行為とは認識していませんので、叱責はもちろん、説得にも効果はありません。特に生活に支障を及ぼさない範囲であれば容認しておいて差し支えないと思います。しかし、食品など腐敗の危険性のある物は、老人自体集めてきた物の保管場所に困っていることも結構多いので、判りやすい入れ物を用意してそこに入れてもらうようにしてみます。

腐敗した食品などは廃棄しなければなりませんが、廃棄する場合は代替品を用意するなど、出来れば老人を納得させてからにします。

(九) 見当識障害

見当とは方向ということで、見当違いという言葉は方向違いという意味になります。したがって、見当識障害とは物事を方向違いに(間違って)認識することです。普通、見当識障害という場合には、人、場所、時を間違って認識することをいいます。

人間は自分にまったく関係のない人や場所、時を頭に描くことはありませんから、結局、見当識とは、それらの事象と自分との関係を正しく理解することになります。

人の場合は、親や兄弟、自分の子供、あるいは隣人などが、どのような存在で、自分とはどのような関係にあるかを理解することですし、場所も、自分が今居る所がどのような、あるいは何をする場所で、なぜそこに居るのかを理解すること、時も、今の時間と過去の時間とのつながりから、それと今の自分との関係を理解することです。

一般的に、見当識の障害は老人性痴呆の中核症状とされていますが、この障害も記憶障害と思考の障害で成立するものと考えられます。

例えば、場所の見当識は、今居る場所を認識することですが、思考のスタートである現況の把握から始まり、把握された現在の場所が自分とどのような関係にあり、何をするためにその場所に居るのかを記憶を基に思考を進めて判断することです。そして、その判断に基づいて相応しい対応をすることになります。

しかし、記憶の障害で現況の把握が出来なかったり、思考の進行に障害があって正しい判断に至らない場合は、結果として、現在の自分が何処に居るのかが判らず、なぜ自分がそこに居るのかも理解出来ないことになります。

人や時間に対する見当識も同じような経路で成立します。見当識は変化の早い事柄から順番に障害されるといわれます。人、場所、時の中で最も早く障害されるのは時に対する見当識です、場所や人は急激に変わることはありませんが、時は刻々と変わるからです。

同じ理由で、時の中でも最も早く変わる時間が最初に障害されて、次は日にち、そして季節、年の順番に障害されていきます。自分の誕生日は季節などが判らなくなってからでも記憶していることが多いのは誕生日が変わらないからです。

老人は肉体的にも精神的にも変化に弱くなっています。現状の把握から始まる思考も進行速度が鈍りますから、やはり変化に弱くなり、思考の進行が、変わる変化に対応出来なくなるのが、時間に対する見当識が場所や人の見当識に先駆けて障害される一つの理由です。

・時に対する見当識の障害

梨山さんと奥さんの夕菅さんが茶の間で、お隣のおばあさんの噂話をしています。梨山さんが、

「お隣のおばあちゃん、大分痴呆が進んで扱いに困っているって、先日奥さんが言っておられたけど、どうなんだろう」

と夕菅さんに話しかけます。夕菅さんは、

「そうらしいわね、最近は時間はもちろん、何月かさえも判らないみたいよ。自分の年も判らないんだって、でも誕生日はしっかり言えるんで、奥さんが不思議がっていたわ」

と近況を説明します。梨山さんは、

「自分の年が判らなくて生年月日が判るっていうのはどうしてだろう、年は毎年変わるけど生年月日は変わらないからかね」

梨山さんも不思議そうです。夕菅さんは、

「おばあちゃん、時々ね、自分の子供がまだ小さいって思っているらしいの、お乳をあげなくちゃ、なんて言うんだって。御主人がおばあちゃんの目の前に行って説明しても納得しないっていうの、奥さんは特別そのことがおばあちゃんの介護を大変にするわけじゃないからいいけど、とはおっしゃっていたわ」

とお隣のおばあさんの状態が理解出来ない様子です。梨山さんも、

「呆けると言うことはなかなか理解出来ないね、頭の中がどんなになるんだろう」

と不思議そうに言っています。

★　このおばあさんのように年月や自分の年齢が判らなくなったのは記憶の障害によるもので、自分の子供がまだ小さいと思っているのは回想の妄想化による昔還りと思われます。

時に対する見当識の障害は、健康な人でも、酩酊、寝起きなどの際にみられますが、特に昼寝が少し長くなって深い眠り（睡眠段階３～４）に入っている時に起こされると、ねぼけの状態になり、一瞬の間ですが、今ここは何処、午前なの午後なの、と混乱状態になるのは多くの人が経験していると思います。

時間に対する見当識の障害では、この混乱した状態が継続していることになり、この例のおばあさんのように、痴呆老人では現在と過去が混在してしまう場合もあります。

普通の人が現在と過去の混在を経験するのは、誰でもが毎晩眠っている時に見る夢の世界です。夢では、登場人物が、ある人は現在の姿で、別の人は昔の姿(既に大人になっている人が子供の姿で)で、同時に現れますし、登場人物と同様に、はるか昔に行ったことのある場所や見たことのある場所と現在の場所が混在して出てきます。

自我の確立している普通の人は、このような夢が無意識の世界であることを認識していて、意識の世界に入ってくることはありませんが、自我の内的認識が障害されたせん妄時などには、意識と無意識の境界壁がなくなることで、夢が現実として認識されることになります。

したがって、痴呆老人がせん妄に陥れば夢が現実として頭に描かれることになり、時間はもちろん、場所や人に対する見当識が障害されるのは当然になります。

徘徊などで、昔勤めていた会社に行く、子供の頃に住んでいた家に行く、というのは痴呆老人の思考が、現在の中に過去が混入した状態で進行しているもので、回想が現実の世界として認知されている状態と想像されます(回想は意識されていなければなりませんが、これも、自我の内的認識が障害されることで意識と無意識の間の壁がなくなり、回想を現実として認識する、すなわち妄想になります)。

ですから、妄想時もせん妄の場合と同様に、時間に対する見当識は障害されることになりますが、徘徊の項で述べたように、徘徊の多くが、現役で活躍していた頃の会社を目指したり、楽しい思い出のつまっている子供時代に住んでいた家へ行こうとしていることを考えると、痴呆老人の描く回想は、当然のことながら過去の良き時代の出来事に違いありません。多分、辛い現実からの逃避を目的とした自己防衛的な回想ですから、わざわざ好んで嫌な時代に戻ることはないので、この点では夢が意識化して現実と誤認するせん妄とは最も異なるところかと考えます。

いずれにしても、時間に対する認識が出来なくなり、現在の辛い境遇から逃げ出すために回想から妄想に陥っている老人が、時を越えた今居る妄想の世界が居心地がよく、周囲の人達に支障をきたさないものであれば、それはそれで良いような気がしないでもありません。

ただ、老人が妄想の世界に逃げこまなくてもよいような、変化の少ない穏やかで優しい居心地のよい生活環境にしてあげることは大切と思います。

・場所に対する見当識の障害

楢山さんのおばあさんは痴呆が進み、日常生活にもほとんど常時の介護が必要になっています。おばあさんは風邪をこじらせて入院していましたが、今日退院して来ました。玄関へ迎えに出た楢山さんが、

「おばあちゃん、大変だったね、でも治ってよかったよね」

とおばあさんに話しかけました。おばあさんは、

「うん、暫らく振りに実家でのんびりさせてもらったよ」

とにこにこ笑って答えました。楢山さんは驚いて、連れて帰って来た奥さんの蓮実さんに、

「どうなっているの、おばあちゃん、実家に行って来たって言っているよ、おばあちゃんの実家なんかもうないのにね」

と尋ねました。蓮実さんは、

「入院していた時も病院にいるということは判らなかったようよ、帰りのタクシーではすっかり実家に行って来たことになっていたみたい」

と答えました。楢山さんは、

「まあいいか、昔に還って楽しかったんなら無理に訂正する必要もないな」

と静観することにしました。

★ 場所に対する見当識の障害も時間に対する見当識の障害と同様に、記憶に残っている過去の場所が現在の場所と混同されたり入れ替わったりしますし、時には、現在の場所がまったく認識出来なくなる(これは思考のスタートである現状の把握が出来なくなっている状態で、痴呆がかなり進んでからになります)こともあります。

以前から長く生活している自分の居室ではあまり問題になるような間違いは少ないのですが、転居などで生活の場所が変わって、新しく移った場所の理解が出来なかったり適応出来なかったりすると、よい思い出のつまった場所の懐かしさが蘇るのか(回想)、過去に戻ってしまう(妄想化)ことは稀ではありません。

この例のような現象も、やはり自己防衛的な逃避行動ということになりましょうが、入院が実家に帰っての楽しい時間になっているのだとしたら、無理に訂正しなかったのは正しい対応と思われます。

場所に対する見当識の障害では、外出した時に迷子になることが問題になります。

知らない土地に行って道に迷うことは誰にでもあります。しかし、普通の人は道に迷ってもその迷いから脱出することが出来ます。土地の人や、あるいは駐在所のお巡りさんに尋ねることでも解決が可能でしょうし、お金を持っていればタクシーに乗ることでも解決します。

場所に対する見当識に障害のある痴呆老人が外に出た場合は、今自分の居る場所が理解出来ませんから迷子になるのは仕方がありません。思考も混乱し、混乱した思考に対応する困惑の感情も湧き出ているに違いありません。しかも、その混乱した思考は、思考の最初の段階である現状の把握が出来ないことから始まっていますので、思考の進展は難しく、あるいは思考の堂々巡りでパニックに陥っている可能性もあり、思考が現状からの脱出という方向へ訂正されることは至難になっているものと想像されます。

土地の人やお巡りさんに道を尋ねることも出来ませんし、お金を持っていてもタクシーに乗る知恵も出てきません。その上、時間に対する認識が希薄になっていれば、止めどなく歩き続けることになってしまいます。実際、このような老人が発見される場合は、疲れ果てた姿になっていることがしばしばのようです。

このようなことが度々起きるようであれば、見えやすい所に名札をつけるなどの対応は当然必要でしょうが、その前に、老人の生活環境に改善の余地はないかの検討が必要でしょうし、特に止むなく生活環境が変わった場合は、老人と家族との人間関係をより密にすることが大切と思われます。

・人に対する見当識の障害

松谷さんのおばあさんは痴呆が進行して、家庭介護が出来なくなって施設に入っています。奥さんの笹子さんは頻繁に会いに行っているのですが、松谷さんは仕事が忙しく疎遠になっています。おばあさんは、最近自分の息子である松谷さんを正しく認識出来なくなったようです。松谷さんは笹子さんに、

「おばあちゃん、どうも私が判らなくなってきたみたいだよ、会いに行っても何となく怪訝な顔をするんだ」

と言うと、笹子さんは、

「子供達もそう言っていたわ、僕達が行っても誰が来たのか判らないんだって。私は判ってくれているようだけど」

とおばあさんの現状を報告します。松谷さんは、

「そうか、笹子が判ってもらえるのは面会の回数も多いし、行けば何かとお世話をしてあげるからなんだろう。母親に忘れられるのは悲しいから、私も会いに行く回数を増やしてみるよ」

少し寂しそうに言いました。

★ 人に対する見当識は割合遅くまで障害されないといわれていますが、混乱期も終わりに近づく頃には、介護をしてくれている長男のお嫁さんを自分の娘と間違えたり、孫を子供と間違えたりしはじめます。最終的には自分の子供も判らなくなりますが、最後まで判別出来るのは連れ合いのことが多いようです。

親の痴呆が進んで、自分が認識されなくなるのは子供にとっては寂しく感じるものです。いつの日にかは判らなくなってしまうのは仕方がないとしても、出来るだけ遅くまで判っていてもらうには、接触を密に保つことを心がけるほかはないようです。

時間や月日は止めようがなく、変わっていくのは仕方がないのですが、生活の場所や介護などで接する人は、出来るだけ変わらずに馴れ親しんだ状態を継続すべきと考えられます。思考速度が遅くなり、そのうえ思考範囲が狭くなった痴呆老人は、情況の変化についていけずに余計に混乱してしまうからです。

(十) せん妄

せん妄は、意識の混濁がありながら精神的には興奮状態にあり、不安や恐怖に陥ったり、不潔行為や若い頃に得意としていた、例えば、大工仕事や裁縫などの真似事をすることもあります。意識の混濁はありますが、外界の刺激にはある程度は反応することも可能ですし、動きも必ずしも鈍くなるわけではありません。このような抽象的な表現ではせん妄の状態を頭に思い浮かべるのは難しいのですが、私は軽度のせん妄は「ねぼけ」の状態に似ていて、重度のせん妄は「夢遊病」の状態に似ているのではないかと考えています。

桃井さんのおばあさんは八十歳も過ぎ、元々口数の少ない温和な性格の人でしたが、最近は痴呆が進んでほとんど自発的に喋ることはなく、何かを聞かれると頷く程度の返事をするだけになっています。しかし、摂食、排泄、入浴などの日常生活は、一部介助や声かけ程度で遂行でき、目や耳も特に不自由はしていないようです。

ここ一、二年は安定していて問題なく過ごしていましたが、ある夜突然起きて来て、

「大変だ、娘が行方不明になった。警察に捜索願いを出してくれ」

と桃井さんに言います。日頃はぼんやりした目つきなのに、その時のおばあさんの目はらんらんと輝いています。驚いた桃井さんは、傍らで寝ていた奥さんの蕗子さんに、

「おばあちゃんどうしたんだろう、寝呆けたのかなー。娘はとっくに嫁いで家になんか居ないし、前にもこんなことってあったの」

と尋ねます。蕗子さんは、

「こんなこと初めて。おばあちゃん、どうしたの眠れないの」

とおばあさんに話しかけます。おばあさんは、

「娘の菖蒲がいなくなった、大変だ、どうしよう」

と困り果てた様子です。蕗子さんは、

「おばあちゃん寝呆けたのよ。今日は私がおばあちゃんと一緒に寝てあげるから貴方は心配しないで寝ていいわよ」

と言って、おばあさんを部屋に連れて行きました。翌朝、桃井さんは蕗子さんに、

「おばあちゃん、あれからどうだった」

と尋ねますと、

「そうね、しばらくは何か喋っていたけど、何時の間にか寝たみたい」

と答えます。桃井さんは、

「寝呆けただけだと思うけど、これからも度々あるのかなー」

と心配しています。実際、その後同じようなことが一週間以上続きましたが、自然に治まったそうです。

★　妄想の項と同様に理屈っぽくなって恐縮ですが、せん妄について少し説明することにします。
先にも述べたように（健忘期の（八）妄想の項を参照して下さい）、せん妄行動は妄想行動に類似しているところが多いのですが、せん妄と妄想は成り立ちの出発点に違いがあると私は考えています。

嫉妬妄想などの妄想は、現状の認識が正確でなくなった上に思考の進行に障害が生じ、そのために生じる戸惑いと困惑、そして不安が思考を空想転化させ、出来上がった空想が自我の内的認識の障害によって、意識と無意識を隔てる壁が取り払われることで、無意識方向に移動して（混合の世界に入る）成立、せん妄は、無意識の世界であるはずの夢が内的認識の障害によって、意識方向に移動すること（混合の世界に入る）で出現すると私は推測しています（意識側に近寄りますので外界の刺激にも反応することが出来ます）。

すなわち、意識と無意識を隔てる壁が取り払われることで、妄想は空想という意識の世界を起点に無意識の方向に移動し、せん妄は夢という無意識の世界を起点に意識の方向に移動、両者は反対方向に移動することで、ともに意識と無意識が混ざり合った「混合の世界」に入って成立するものと私は考えています。

このように、妄想もせん妄も同じ混合の世界に存在していますから、現れる症状が類似しているのは当然のことと理解出来ます。簡単に言えば、せん妄は目覚めていながら夢の世界にいる状態と考えられ、そのために「ねぼけ」や「夢遊病」などの状態と類似しているものと思われます。そして、せん妄は出発点が夢ですので、せん妄の発現は圧倒的に夜間が多く、昼間でも暗い環境で多くなります。

　このように、せん妄と妄想の存在場所は混合の世界で同じなのですが、成り立ちに違いがありますので、空想が基の妄想には自分がうまく生きていけない現実からの逃避的な要素を含んでいることが割合多いのですが、せん妄は夢が基になっていることから、それ自体に現実からの逃避その他の目的や働きはないものと考えられます。

　したがって、現実からの逃避的な目的を持つ空想が基になっている妄想は楽しい場面や素敵な場面が多く、夢が基になるせん妄は必ずしもそのような場面が多いとは限らず、むしろ嫌な場面や苦しい場面が多くなるようです。

　せん妄の原因には、老人性痴呆や脳血管障害、脳の炎症など脳自体の障害によるもの、発熱や脱水など全身疾患が脳に障害を及ぼすもの、向精神薬などの薬物によるもの、アルコールや睡眠薬などからの離脱時に発症するものがあります。

　元々老人は身体の内部環境の変化に対しても対応能力が低下していることから、発熱や軽度の脱水でもせん妄状態になることがあります。特に、暑い夏場などには、摂取水分量も変わらず平常通りに見える情況でありながら、普通の老人でも発汗が多くなっての軽い脱水状態からせん妄になることがあるくらいですから、痴呆老人は元々脳に器質的変化があってせん妄になりやすい状態にあることで特に注意が必要です。

　老人性痴呆に併発するせん妄は頻度が多いのですが、痴呆とせん妄は症状に似ている部分が多く、時には痴呆が進展しての症状なのか、せん妄を併発して症状が変化したのかの鑑別が難しい場合もあります。

　経過の一時期だけを捉えての両者の区別は必ずしも容易ではなく、発症からの症状の変化を観察することが大切になります。特に、老人性痴呆にせん妄が併発した場合は、痴呆の急性増悪と誤ることが少なくありません。

老人性痴呆とせん妄の違いのおおよそは、下表のごとくですが、もちろん、老人性痴呆にせん妄が併発する場合もありますので、そのような場合は明確な区別は難しくなります。

なお、老人性痴呆に意識障害があると考えるのは必ずしも一般的な理解ではないかもしれませんが、痴呆老人が妄想に陥っている状態を意識清澄とは考え難く、また度々述べているように、妄想はせん妄と同じ「混合の世界」にあると推測されますので、痴呆老人の日常はともかく、少なくとも妄想に陥っている間は意識障害があると考え、括弧に入れました。

痴呆老人にせん妄を併発させないためには、風邪症候群を含めて他の病気を合併させせないようにすることが大切ですが、先に述べたように、老人は簡単に脱水になりますから、水分摂取が不足しないように充分な気配りが必要です。ほかの病気が合併した場合はそれに対応した治療が必要なのは当然です。

また、せん妄は種々の薬剤が発症の原因になり得ますので、せん妄を併発した痴呆老人が薬を常

表　老人性痴呆とせん妄の違い

	老人性痴呆	せん妄
発　　症	いつの発症かは不明で徐々に，しかも確実に進行する	比較的急激に発症して数日間で症状は変化する 二週間以上持続する場合は慢性せん妄という
意識障害	なし（妄想に陥っている時は意識混濁を伴っている）	意識の混濁を伴う
日内変動	ほとんどないが，夕方に症状が激しくなることがある（夕暮症候群）	一日の中でも症状の変化が大きく，夜間に増悪する場合が多い
動　　き	病期や病態により個人差が大きい	動きの多くなる活動過剰型と，うごきが少なくなる活動減少型がある

用している場合は薬剤の検証が必要になります。

度々述べているように、老人は精神的にも肉体的にも環境の変化に適応する能力が低下しています。転居や部屋替えはもちろん、家庭内で特別な行事などがあって老人の生活が日常のリズムから離れるだけでも精神的な緊張の亢まりが生じて、せん妄状態になることがあります。止むを得ない事情が発生することはありますが、出来る限り、老人の生活は変化の少ない安定した環境を維持されることが望まれます。

寝たきりは寂しさや孤独感を招き、寂しさや孤独感は不安感をつのらせます。不安感はせん妄に陥る原因の一つになりますから、出来るだけベッドから離れるように何らかの役割や趣味を持たせ、散歩などの機会を多くすると同時に、寂しさや孤独感を持たせないようにするために、介護者を含めた家族全員との接触や会話を増やすようにします。

また、寝たきりは生活のメリハリを失いますから、睡眠覚醒のリズムが平坦化し、中途覚醒が増えることなどで夜の眠りの質が低下、せん妄の原因になる可能性もあります。この点からも寝たきり回避の努力が必要です。

夕方は痴呆老人が興奮しやすくなります。物忘れや考え事がまとまらないなどで不安感を持って過ごした一日の疲れが蓄積したところに、仕事や学校に行っていた家族が帰ってきて家の中の様子（環境）が変わることで混乱が増長するからです。これを「夕暮症候群」といい、時にはせん妄に発展することがあります。夕方は出来るだけ穏やかな接し方で興奮からせん妄に入るのを防ぐようにします。

せん妄の中には、昼間はほとんどせん妄状態から脱却するにもかかわらず、夜になるとせん妄状態に入る場合があります（夜間せん妄）。

せん妄は夢を基に成り立っていると推測されますので、夜間に多く発現するのは当然なのですが、昼間のせん妄を含めて、多いといわれている夜間のせん妄の中に妄想が混在している可能性はないのでしょうか。

妄想もせん妄も出来上がってしまえば、意識と無意識を隔てる壁が崩壊して出現した「混合の世界」という同じ領域に存在することになり、必ずしも区別が容易ではないからです。

夜になって暗くなることで、痴呆老人は周囲の情況把握が昼間よりも余計に難しくなり、混乱が増長、それが不安感を亢めることで思考の空想転化を促し、生まれた空想が無意識側に移動して妄想化することは容易に想像されます。このような妄想がせん妄と診断されている可能性は否定出来ない、というよりは、大いに有り得るように思われます。

妄想かせん妄かはともかく、このような状態は暗いために視覚による情報が不足することが原因の一つですから、夜間でも老人の居室を真っ暗にせず、ある程度の明るさを保つことで症状が軽減出来る場合があります。

せん妄時の行動は、傍で見ていると夢の中にいるのではないか、と思われるような動きをします。特に、せん妄時の不潔行為は、便などが汚物であるという認識はまったくないようで、便での壁塗り行動がみられることもあります。

したがって、夢がそうであるように、その行動は様々で不可解なことが多いのですが、意識が混濁している中でなされている行動ですので、叱責、説得などが効を示さないのは言うを待ちません。

三、痴呆期

痴呆期は健忘Ⅴ期に相当し、記憶の中では最後まで残る手続き記憶さえもほとんど消えてしまいます。また、痴呆になって、ちぐはぐにはなっていても保ち続けられていた感情も表現されることは少なくなりますし、現状の認識から始まる思考も崩壊しますので、その行動が想像や理解を越える場合は珍しくありません。

記憶がなくなり思考は崩壊し感情も消えますので、現れる異常行為の種類は多岐に渡りますが、痴呆期の老人はすでに動きが制限されていることが多いので、一部の異常行動は行動として表に現れない場合もあります。

例えば、徘徊癖があるとしても、歩行障害があれば徘徊行動にはなり得ませんし、性的迷惑行為なども、仮にその行為の衝動が起きたとしても体が動かなければ迷惑行為として表現することは出来ないことになります。

ここでは多種類の異常行動の中から、失禁、昼夜逆転、異食の三つを取り上げました。

先にも述べたように、この期の異常行動は想像や理解を越えていることが多く、老化の延長線上にある行動とは考え難いものもあります。しかし、痴呆期に至っての異常行動も成り立ちの原点は、記憶の喪失、思考の崩壊、そして内部環境や外部環境を察知する感受性の極端な低下などにあると考えられ、やはり老化の延長線上にあると推測して間違いはなさそうに思われます。

《注》内部環境を察知する感受性とは、例えば、細菌が体内に入って炎症が起きた場合など、体側がいち早く察知して警告を発し、対応出来るような態勢を整えることで、老化は確実にこのような感受性を鈍くします。

肺炎などに罹ると、若い人は、当初から発熱、咳痰の症状が現れ、血液中の白血球が増加しますが、老人ではそのような症状がなく、少々食欲が落ちている程度なのに、胸部の写真を撮ってみると、すでにひどい肺炎になっているというような例は必ずしも稀ではありません。

これは内部環境を察知する感受性が鈍くなって、自分の体が変化した情況を正しく掴めず、したがって、対応する症状が現れないということになります。

外部環境を察知する感受性とは、例えば外気温の変化などを感じとる感覚の鋭敏さで、これも老化は確実に鈍化させます（老人は、いち早く暑さや寒さを感じているような表現をする場合が多いのですが、それは、老人の外気温に対応しての熱生産機能や冷却機能が低下しているからです）。

老人は適応出来る外気温の幅が狭くなっているにもかかわらず、寒さ暑さを感じとる能力が低下、特に痴呆化した場合は更に能力の低下がみられることになります。

失禁は認知能力の低下と神経の伝達速度が遅くなったことなどの延長上に、昼夜逆転は老化による睡眠覚醒リズム平坦化の延長上に、また異食は老化によって味覚が鈍化することや類退行現象などの延長上にあります。したがって、異食はともかく、失禁や昼夜逆転などは痴呆初期、場合によれば、年を取るだけで痴呆に陥らなくても現れることがあり得ます。

(一)失　禁

尿失禁の原因には、切迫型や溢尿型などの尿路系の障害によるものや、運動障害によってトイレに行くことが出来ないものなどもありますが、ここでは痴呆が原因となる尿失禁について考えてみます。

排尿行動は、まず膀胱に尿が蓄積したという信号が発信されることから始まりますが、排尿障害の行動パターンとその原因は下表のごとくになります。

排尿障害の行動パターン別に考えてみます。

・尿意がない

杉本さんのおばあさんは痴呆が進んで日常生活のほとんどに介助が必要になりました。排泄に関しても、奥さんの梅子さんが出来るだけオムツを使わないように時間を決めてトイレに連れて行ってい

表　排尿障害の行動パターンとその原因

行動パターン		原　　因
尿意がない	→	尿が蓄積したという信号が発信出来ないか，信号が中枢に伝達出来ない，あるいは中枢が信号を受信出来ない
トイレに行こうとするが間に合わない	→	発信された信号を中枢に送り，次のとるべき行動の判断がなされ，出された判断を運動器官に伝達して行動が開始されることになりますが，その伝達速度が遅いために適切な場所での排尿に間に合わない
尿意はあるがトイレに行くという行動にならない	→	尿が蓄積したとの情報を受けても，では，どのように対応したらよいのかの判断が出来ないので，次の行動への命令が下せない
トイレ以外の所で排尿する	→	情報を受けて命令を下したのだが，その命令が適切でなかった
トイレが何をする所かわからない	→	トイレやトイレの場所などの情況判断が出来ないなどで適切な行動がとれない

ました。しかし、最近になってそのトイレ誘導もほとんど成功せず、着物やベッドを汚すことが頻繁になってきました。梅子さんは、

「おばあちゃんね、この頃オシッコが出るのが判らなくなったみたい。トイレに連れて行っても出ないことが多いし、それでいてその後すぐにオシッコでお布団を汚すのよ」

と杉本さんに相談します、杉本さんは、

「おばあちゃんの痴呆も大分進んできたからね。梅子もオムツを使わないように頑張ってきたけど、そんな状態ならオムツを使うより仕方がないんじゃないか」

とオムツ使用を渋る梅子さんに提案します。梅子さんも、

「そうね、仕方がないかもね、でも、おばあちゃんが嫌がらなければいいんだけど、どうかしらね」

とオムツを使うことにしました。

★ 尿が蓄積したという認知が出来ないことになりますが、これは尿が蓄積したという信号が発信されないか、発信されてもそれが正しく伝達されない、あるいは信号が伝達されてきても受信する側に障害があって受信出来ないかのいずれかになります。

尿が蓄積したという信号は、主に膀胱壁の伸展が刺激になって発生するのですが、この信号が発信出来ないのは、膀胱を支配している神経に何らかの機能障害があって信号が発信出来ないもので、痴呆が直接は関与していません。

発信された信号が伝達されないのは、例えば脊髄損傷などで中枢と末梢の神経の連絡路が断たれている場合などですが、老化が進展しただけで完全に連絡路が断たれるような事態が起きるとは考えられず、これも痴呆の直接的な関与はないと推測されます。

痴呆で尿意が失われる多くは、脳の器質的な障害が高度になり、延髄にある排尿制御機構の働きが

悪くなって、送られてきた信号を正しく受信出来なくなるのが原因と考えられます。したがって、痴呆が原因となっての尿意消失は、痴呆も末期になってからでないと現れないことになります。

痴呆老人の尿意の有無について本人に確認するのは必ずしも簡単ではないのですが（老人がトイレに行くのを面倒に思ったり、介護者に排尿介助を頼むのを嫌って、尿意があっても訴えないなど）、尿意がなくての失禁は、時間誘導などでの排尿を試みても成功は難しく、オムツ使用は出来るだけ避けるのが原則ではあっても、その使用は仕方がないのかもしれません。

・トイレに行こうとするが間に合わない

栢植さんには痴呆のおじいさんがいます。日常生活は、栢植さんの奥さん松子さんが声かけをしたり、一部手助けをしたりで何とか過ごしている状態です。栢植さんが居間で新聞を読んでいると、松子さんが、

「ねえ、おじいちゃんのことなんだけど、この頃トイレに行く途中でオシッコを漏らすみたいなの、廊下がぬれているし、そういう時はズボンも汚れているのよ」

と困って言いました。栢植さんは、

「年寄りになってトイレまでオシッコの我慢が出来なくなったんじゃないかな、そんな老人は結構多いらしいよ。部屋にポータブルトイレでも置こうか」

と提案します。松子さんは、

「部屋にポータブルトイレを置くとどうしても匂いがこもって嫌なんだけど、でも、廊下やズボンを汚すよりはいいのかもね、傍にトイレがあればおじいちゃんも安心かもしれないし」

と積極的ではありませんが仕方がないと考えているようです。栢植さんは、

「今は結構優秀な脱臭剤もあるから大丈夫じゃないか」

ということでポータブルトイレを設置、この問題はとりあえず解決しました。

★ 年を取ると思考の進行速度も遅くなりますが、四肢その他の動きの速度も落ちてきます。原因の一つは神経の伝達速度が遅くなることにあります。

膀胱に尿が溜まったという信号が中枢の排尿制御機構に伝達され、そこで情報処理がなされて、排尿を目的としてトイレに行かなければならないという判断が出されたら、トイレに行くという信号を行動に必要な器官に伝達し、伝達を受けた器官はそれから行動を開始することになります。

年を取ることで体内の情報収集の能力(内部環境を察知する感受性)も低下してきますので、膀胱に尿が溜まったのを感知するのも遅れてしまいます。

老人は尿意を感じてから長く我慢が出来ないことはよく知られています。排尿をコントロールする末梢の括約筋の働きが悪くなっていることもありますが、尿が蓄積されたのを感知するのが遅くなり、それを排尿中枢に伝達する速度、中枢が情報を処理して判断に達するまでのそれぞれに時間がかかり、その判断結果をトイレに行くという行動器官に伝達するのにまた時間がかかって、そのうえ実行器官の動きが緩慢ということになります。これらの要因が相乗されますから、老人は尿意を感じてから排尿を長時間我慢するのは無理ということになるわけです。当然、痴呆老人ではこのような情況が更に高度になります。

対策としては、老人の居室をトイレの近くにする、居室にポータブルトイレを置く、着脱の容易な衣服を着せるようにする、などの工夫をしてみることになります。

・尿意はあるがトイレに行くという行動にならない

竹子さんのご主人は八十歳を越えてから痴呆になり、元々無口の人でしたが、ますます自発的には喋らなくなって、何か言うのは怒る時だけになっています。排尿もポータブルトイレを使っていましたが、最近は失禁が多くなりました。竹子さんが、「おじいちゃん、オシッコが出るのが判らないの」と尋ねても返事がありません。竹子さんが観察していると、おじいさんはオシッコが出そうになると体をもじもじさせるようです。その時にトイレに連れて行くと排尿があることを発見、夜間はオムツを使うことにしましたが、昼間はほとんど一緒にいますので、上手にトイレに連れて行けるようになりました。

★　膀胱に尿が蓄積されたという情報が排尿制御中枢に届いても、適切な判断が下せないと、トイレに行くという行動を起こすための命令が出来ません。

脳の器質的変化が進み痴呆も高度になってからの症状で、有効に使える記憶もほとんどなくなり、思考も判断にまでつながることが稀になっている状態です。

しかし、トイレに行くという正しい行動にはなりませんが、尿意は感じていますので、注意深く観察すれば動きに何らかの変化がある場合が多く、この例のように「体をもじもじさせる」「手を下腹部に持っていく」などが見らます。このような行動を見定めて排尿を促すことで成功することもありますが、介護者が常に傍にいられるとは限りませんので、現実には難しいのかもしれません。成功しない場合の対応は、尿意を感じない場合と同じにならざるを得ないことになります。

・トイレ以外の所で排尿する

松庭さんのおじいさんは痴呆が進み、今では日常生活のほとんどに介護が必要になっています。これまでは誘導によって何とかトイレでオシッコをしていたのですが、最近目を離すと廊下の隅でオシッコをするようになりました。それも場所は一定していて、それ以外の場所での排尿はありません。松庭さんが、

「おじいちゃん、そこはトイレじゃないでしょ、オシッコはトイレでしなくちゃ」
と注意するとおじいさんは、
「何を言うか、俺は昔からここでオシッコをしているんだ」
と言って怒ります。仕方がないので松庭さんは、その場所にポータブルトイレを置いてみました。幸い、その後おじいさんはそのポータブルトイレで排尿してくれるようになったそうです。

★ 排尿はトイレで、というのも記憶を基にした思考がなされて判断され実行に移されますが、膀胱に尿が蓄積したという情報に対して、間違った判断を下して実行器官に指示を出した場合になります。

時間に対する見当識が高度に障害されてくると、現在という認識の中に、過去のある時期の記憶が混入することがあります。このような状態は徘徊妄想と同様に回想が無意識化、混合の世界に入って妄想化していると考えられます。

例えば、若い頃に農業を生業としていた老人は、農作業中は屋外での排尿が多かったかもしれませんし、昔の家でトイレが屋外に設置されていたかもしれません、あるいは、廊下の曲がり角にトイレのある家に住んでいたのかもしれません。

そのような時代の記憶が痴呆老人の今に混入しているとすれば、何処で排尿するかの判断は、その当時の記憶が基になりますから、屋外や廊下の曲がり角が排尿の場所として実行器官に指令がなされ、結果はトイレ以外の場所での排尿ということになってしまいます。

このような場合、廊下や部屋の隅など特定の場所での排尿が続く時は、この例のようにポータブルトイレを置いて、そこに排尿してもらうようにしてみたり、あるいは廊下や部屋の隅がトイレでないことを、判りやすく表示しておくのも時には効果があるかもしれません。また、トイレまでの道順を判りやすくするために、道順案内を兼ねた手摺りなどを設置するなどの工夫をしてみるのも一つの方法かと考えます。

・トイレが何をする所か判らない

栗谷さんのおじいさんは外に出れば迷子になるし、孫が遊びに来ても誰が来たのか判らなくなってしまいました。洗面所に連れて行っても、そこが何をする所か判りませんし、トイレも排泄の場所であるとの理解が出来なくなりました。栗谷さんは奥さんに、

「おじいちゃんの呆けもひどくなったようだね、食卓についてもご飯を食べようとしないもの。ほかにもそういうことがあるの」

と尋ねました。奥さんの松美さんは、

「そうね、洗面所に連れて行ってもぼーとしているし、トイレに行っても何をしていいか判らないみたい、どうしたらいいのかしら」

と困っている様子です。栗谷さんは、

「仕方がないね、松美も大変だけど一々手助けしてやってよ」

松美さんにお願いします。松美さんは、

「大丈夫、私頑張ってみるわ」

松美さんは元気に答えました。

★　場所や物に対する見当識が障害されると、トイレのあり場所が判らなくなることもありますし、トイレに連れて行っても、トイレが何をする所かも判らなくなっていることがあります。記憶の脱落が高度になり、思考の始まりである現状の把握が出来なくなった状態で、思考そのものが成立しません。このような状態では、排尿はトイレで、などという判断はまったく期待出来ませんので、逐一の排尿介助が必要になります。

時間を決めてのトイレへの誘導が成功するかもしれませんし、何となく落ち着かない、下半身に手

をやるなどの尿意のサインが解読出来れば、その時点でトイレに連れていくようにしてみます。

トイレ自体の意味が判らない場合は、衣服の操作を含めての排尿介助なども必要ということになります。

老人は痴呆に陥り再生可能な記憶が少なくなって、思考も正しい方向に進まなくなったような状態でも、感情的な部分はなお残っていることがありますので、介護の場面では常にいえることですが、特に排泄行為の介護では、老人が羞恥を感じることのないよう、老人の尊厳を損なわないような言動が要求されます。

(二) 昼夜逆転

老人の睡眠については、『二、混乱期の(七)不眠』のところで述べましたので参照して頂くことにして、ここでは昼夜逆転についてのみ簡単に触れておきます。

私が子供の頃、祖母は、「年寄は夜中でもちょっとの物音で目が覚めるから、年寄りのいる家には泥棒は入りにくいものだ」と言って、自分の存在感をアピールしていました。確かに、老人は睡眠覚醒リズムが平坦化することで、深い眠りの時間が少なくなり、浅い眠りの時間が多くなりますので、小さな刺激でも目覚めてしまうようになります。

睡眠覚醒リズムが平坦化することは、睡眠と覚醒に「メリハリ」がなくなることですが、それが昼夜逆転の最も大きな原因になります。

・睡眠覚醒リズムの平坦化が原因になる昼夜逆転

欅井さんのおばあさんは痴呆は進んでいましたが、夜はほとんど眠ってくれていましたので、奥さんの竹美さんをひどく悩ませることはありませんでした。ある日、散歩の途中で転んで運悪く大腿骨を骨折してしまい、以来寝たきりの生活になってしまいました。竹美さんは樫井さんに、

「おばあちゃんねえ、骨折してから寝たきりになったでしょう、昼間テレビはつけておくんだけど見ている様子はないし、いつでもうとうとしているの。だから夜は眠れなくて何だかんだといっては私を起こすのよ、たいした用事もないのにね」

と困って相談しました。樫井さんも、

「それは困ったもんだね、昼間何とか眠らせないように出来ないものだろうか」

と言うだけで良い知恵がありません。竹美さんは、

「私も出来るだけ昼間お相手をして眠らせないようにはしているんだけど、ちょっと目を離すともう眠っていることが多いのよ。ずーと付きっきりというわけにもいかないし、どうしたらいいんだろう」

二人とも解決策をみつけることが出来ずお手上げになりました。

★　痴呆老人が昼夜を問わずに浅い眠りになるのは、老化に伴う生理的な現象の延長で、ある程度は仕方がないのですが、原因は睡眠覚醒リズムの平坦化にあります。そして、睡眠覚醒リズムは主に光と日常生活のメリハリによって維持強調されます。

老人、特に痴呆化した老人の日常生活は、決まったリズムのない一日になりやすく、その傾向はある程度避け難いものがあります。生活リズムの基本になる出勤、それに必要な定時の起床から始まる朝の行事などは既に過去のものになっています。朝は何時の目覚めでも生活に支障はなく、食事時間も一定せず、そのうえ体の動きに障害があれば終日ベッドでの生活という例も少なくはありません。このような生活は老化による睡眠覚醒リズムの低下に拍車をかけることになります。

誰でもが暗い所では不安になります。他人に頼らなければ生活が維持出来ない病人や痴呆老人は、

夜になって暗くなると普通の人以上にその不安は増強されます。

痴呆老人では「暗い」という条件が加味されただけで、不安からせん妄に陥ってしまうことがあるほどです(この中には妄想も混入しているのではないかと私は考えていますが)。しかも、昼間は何かと面倒をみてくれる介護者も夜は眠ってしまいますから、その不安はいよいよ大きくなってしまいます。

その上、痴呆老人の概日リズム全体が平坦になって昼夜の区別を失っていれば、安心感のある昼間は眠り、不安感が大きくなる夜は目覚めている状態が自然に出来上がることになります。

老化によって睡眠覚醒リズムが平坦になっていくのは生理的な現象ですが、日常生活の過ごし方によって平坦化をいくらかは改善することが可能です。睡眠覚醒リズムを含めて概日リズムは、生活に「メリハリ」をつけることで、振幅が大きくなることが判っています。

朝の起床時間を一定にする、服装も眠る夜と、起きている昼はしっかり区別して、同じ服装で一日を過ごすことのないよう、またなかでも食事時間は割り合い大きく概日リズムに影響しますから、出来るだけ決まった時間に食べるようにします。

昼間の眠りを少なくするためには、出来るだけベッド上での時間を短く、仮にベッドから離れられない状態であれば座位の時間を長くするようにします。また、介護者はかかわり合いの時間を多くするとともに、痴呆期に入ってしまうと難しいかもしれませんが、老人に何らかの役割を、一人で出来なければ介護者と共同でも、作られればと考えます。夜は暗やみが不安感を助長させますので、眠りを妨げない程度の薄明りを保つことも大切です。

・非二十四時間睡眠による昼夜逆転

萩田さんのおばあさんは元々耳は遠かったのですが、最近は視力の衰えが進みほとんど見えなく

なりました。奥さんの梅子さんが夕食後のお茶を飲んでいる萩田さんに、

「この頃のおばあちゃん、不思議なのよ、毎日眠る時間が少しづつ遅くなるみたい。ひどい時は昼間眠って夜になると目が醒めて眠れない、なんて言うのよ」

とおばあさんの情況を報告します。萩田さんは、

「いつ頃からなの」

と尋ねます。梅子さんは、

「そうね、視力が悪くなってからみたい、関係あるのかしら」

と萩田さんに問いかけます。萩田さんは、

「そんな話聞いたことないな、明日、会社の診療所に医者が来る日だから聞いてみるよ」

ということでその日の話は終わりました。

★ 人間の概日リズムを刻む生体時計は、地球時間の一日が二十四時間であるのに対し、一日が約二十五時間になっています。毎日リセットしないと、一日に約一時間づつの遅れが出ることになります。このリセットは、先にも述べたように、午前中の太陽光やメリハリの効いた日常生活によって行われます。

地球時間の二十四時間周期に同調せず、生体時計の二十五時間周期では、約二週間前後で睡眠覚醒リズムの昼夜が逆になり、昼間に眠くなって夜は眠くないことになります。それが約二週間後には元に戻りますので昼夜の逆転は解消しますが、それが繰り返されることになります。

生体リズムが地球時間の二十四時間周期に同調出来なくなるのは、何らかの理由で午前中の太陽光を浴びない生活が続いたり、生活自体にメリハリがなくて外界の同調因子が不充分な場合、外界の同調因子は充分であっても、例えば視力障害などがあって、外界の同調因子を取り入れる感覚器官の機能が障害されている場合、そして老人性痴呆のように脳に障害があって生体時計そのものの同調機構

が機能を失っている場合、あるいはそれらの原因が重複して存在する場合になります。

痴呆老人の場合は、寝たきりや閉じこもりなどで太陽光を浴びる機会は少なく、一日中家の中での生活で生活にメリハリがつけにくいなどで、同調因子は不足、視力障害や聴力障害などを持っている多くの老人は同調因子を取り込み難くなっていて、更に、脳の障害（特に、生体時計のある視床下部の障害）があれば生体時計の同調機構が機能しにくいなど、いずれにも当てはまる可能性があります。そして、リセットされない生体時計は二十五時間周期そのままのフリーランになり、約二週間毎に昼夜逆転の睡眠覚醒リズムになってしまいます。

身体に障害があって同調因子を取り入れにくかったり、脳の障害で同調機能を失っている場合は仕方がありませんが、生活様式に問題があって同調因子が不足している場合は、睡眠覚醒リズムが平坦化して睡眠が昼夜逆転した場合と同様、生活にメリハリをつけるなどで、ある程度の改善は期待出来るものと考えられます。

・睡眠相が極端に後退することによる昼夜逆転

梨野さんの家の息子さんは目下浪人中の受験生です。高校時代から夜遅くまでの勉強で朝が苦手だったのですが、学校に行かなければならないので何とか頑張って始業時間には間に合うように起きていました。しかし、浪人になってからは明け方まで勉強しているようになり、起床時間に制約がないことから目覚めるのが午後になっています。梨野さんも、今は浪人だから仕方がないけど、学校に行くまでには少しづつ普通の生活に戻すように息子さんに言っています。

★　睡眠相が前進すると早寝早起き型に、後退すると遅寝遅起き型になります。遅寝遅起き型は若い世代に多く、夜型人間ということになりますが、極端になると夜が更けても朝方まで眠くならず、夜が明ける頃から眠くなるという睡眠覚醒リズムになってしまいます。

しかし、睡眠相の後退は圧倒的に若者に多く、老人の大多数は睡眠相が前進します。ゆえに、老人が睡眠相の後退による昼夜逆転に陥る可能性はほとんどないと思われますので、詳述は避けることにします。

(三) 異　食

異食は食品以外の物を口に入れて食べてしまう行為です。異食には食品ではないが何か決まった一種類の物だけを口にする場合と、種類を問わず手当たり次第何でも口に入れる場合があります。決まった一種類だけを口に入れる場合は、火をつけないパイプを啣えていたり、常にガムを噛んでいる行為の延長線上にあり、習慣的なものか、あるいは口寂しさに起因するものと想像されますが、いずれにしても、軽度の痴呆老人にみられることの多い行為です。

種類を問わず何でも口に入れる場合は、その原因は様々ではあっても、ほとんどが高度の痴呆になってから現れる症状です。

痴呆行動の成因は一様でなく、痴呆行動を起こす痴呆老人一人一人が違った経緯と原因を持っていますので、その原因のすべてを取り上げるのはもちろん不可能ですが、ここでは異食の原因と思われる幾つかを考えてみることにします。

・老化による味覚や嗅覚の鈍化

杉本さんの奥さん梅美さんが慌てた様子で、

「ねえ、おばあちゃんがお風呂場で石鹸をかじっているのよ、どうしたのかしら」

と報告します。杉本さんも、

「痴呆が進んできたとは感じていたけど、今までそんなことなかったよね、痴呆のせいなんだろうか」

とは言うもののよくは判らないようです。梅美さんは、

「そう言えば、この頃のおばあちゃん、食事の嗜好が変わったというか、甘いも辛いも言わないのよ、これまで好きだった物もあまり美味しそうには食べなくなったし、味が判らなくなったのかしら」

と心当たりを教えます。杉本さんは、

「年を取ると舌が鈍感になるって聞いたことがあるけど呆けるとなおさらなのかなー、石鹸なんて普通じゃ不味くて食べられないよな」

と言いました。梅美さんは、

「とにかくこれからは注意しなくちゃね。石鹸くらいならたいして毒にはならないかもしれないけど、何を口に入れるか判らないものね」

ということで話は終わりました。

★ 年を取ると、全体的に感覚が鈍化してきますが、味覚や嗅覚も例外ではありません。例えば、子供は匂いや刺激の強い食物を割り合い苦手としますが、年とともにそのような食物が食べられるようになります。ネギやウド、ニンジンなどは匂いが強いことで嫌いな子供が多く、カレーは子供の人気料理ではありますが、カレーの辛さが効き過ぎれば嫌われます。年と共に匂いの強い食品が好まれるようになり、カレーなども辛いものが好まれるようになりますが、これは加齢によって味覚や嗅覚が鈍くなるからに違いありません。

高度痴呆老人の異食は、石鹸、たばこ、便にまで及びますが、これは普通の味覚や嗅覚を持っていれば耐えられるとは考えられませんので、老化による味覚や嗅覚の鈍化が更に進行して、物の味や匂

いをほとんど感じることがなくなっての行為か、あるいは妄想やせん妄に陥っての行為と考えます。

　味覚や嗅覚の鈍化は、すべての異食行為の前提になる症状かもしれませんが、老化の延長線上にある症状ですので改善は望めません。したがって、対応は難しく、異物に代わる食品を与えるなどより仕方がないのですが、痴呆老人では体の内部情報の収集能力も障害されることから、満腹感も正常に感知しない場合が多く、異物に代えて与える食品も老人の欲求のままにというわけにはいきません。

　口に入れられる異物を老人の側に置かないようにと考えても、時には布団や枕に入っている綿なども食べますので、それもなかなか難しいところがあります。出来るだけ口の中に入ると危険な物を、老人の手の届く範囲には置かないようにするしか方法はないのかもしれません。

・類退行行動

杉本さんのおばあさんの異食は、最初は石鹸だけでしたので石鹸をおばあさんの目につかない所に隠しておけばよかったのですが、石鹸がみつけられなくなったことが原因かどうかは判りませんが、その後間もなく何でも手当たり次第に口に入れるようになりました。梅美さんが杉本さんに、

「石鹸を隠したせいかしら、この頃のおばあちゃん、何でも口に入れるようになって困ったわ、花瓶の花も食べていたし、私が置き忘れた消しゴムまで口に入れるのよ。それでいて三度の食事はちゃんと食べているからお腹が空いているからではなさそうなの、口さみしいのかしら、目が離せないわ」

と困り果てた様子です。杉本さんは、

「年を取ると子供に還るというから、おばあちゃんも子供に還ったのかねー、何でも口に入れて嫌じゃないということは味が判らなくなっているのが前提なんだろうけど。口に入れられる物をおばあちゃんの側に置かないようにするにも、そんなことは出来ないしね、うちのおばあちゃん

は足だけは達者だもんね。口さみしいのなら子供のようにオシャブリという手もあるかもしれないけど、うまくいくかどうか、私も出来るだけ気をつけることにするけど、梅美も頼むよ」

杉本さん夫婦は少々お手上げの様子です。

★　年を取ると子供に還るとはよく言われます。感情面でも喜怒哀楽の変化が激しくなりますし、考え方も自分本位になり、他人を慮る余裕は少なくなります。

痴呆行為にも乳幼児的な行動は少なくありません。例えば、暴力行為や物品の破壊行為などは幼児的な行動ですし、すぐに興奮したり大声や奇声を発するのは幼稚園児位の子供によくみられ、脱衣行為なども子供の好む行為です。このように、老人が子供に還ったような行動をとるのを類退行行動といいます。

手当たり次第に口に入れる行為は乳児などでよく見られ、乳児の味覚は未発達なのか、時にはタバコの吸い殻などを食べて親を慌てさせますが、痴呆老人の異食行動も、確かにこのような乳児の行為に類似しているようにみえることがあるのは間違いないようです。

なぜ痴呆老人が類退行行動のような行為を行わなければならないかには問題があるとしても、結果として、その行動が乳幼児的なものであれば、痴呆老人の異常行動に対しても、母親が乳幼児に対して行っている方法をヒントにして対応すると、時には奏効の可能性があるのではないかと考えられます。

乳児は一時期、手に触れる物は何でも口に入れます。そのような行動をとる子供がいる場合に、親はまず、危険な物は子供の手の届かない所に置きます、次に危険な物から興味を逸らすために代替品を与えてみます。乳児の場合の代替品は、昔からの知恵でオシャブリが用いられ効果をあげています。そして、母親は子供の注意をほかに向けるために話しかけたり遊んであげたりします。

痴呆老人の異食行動に対しても、出来るだけ口に入れて危険な物は老人から離すことが必要ですし、乳児に使用するオシャブリがそのまま使えるとは思いませんが、口に入れても危険のない代替品を与えて有効かどうかを試してみてもよいと思います。

しかし、どの方法が有効であるかは各々の老人で違いますので、まずはいろいろな方法で試してみることが大切かと考えます。

いずれの異常行動に対しても同じですが、母親が子供に語りかけたり遊んであげたりするように、老人に寂寥感や孤独感を感じさせない情況を作るのが最も肝要なのかもしれません。

・ストレスが妄想状態を作る

夕食後のひととき、樫谷さんの奥さん松江さんが、最近お隣に同居を始めたおばあさんの話をします。

「先日田舎から移って来たお隣のおばあちゃんね、おじいちゃんが亡くなって一人暮らしは心配だからとご主人が連れて来たらしいんだけど、何日も経たない間に呆け症状が出てきたんですって。田舎にいた時は普通に生活出来ていたらしいのよ、奥さん困ってらしたわ」

と様子を話します。樫谷さんは、

「急に生活が変わったんで、おばあちゃんは戸惑っているだけじゃないの」

とそんなに簡単に呆けるのが不思議そうに言います。松江さんは、

「奥さんの話だと、戸惑っているなんて段階じゃないらしいのよ。ぼーとしていると思うと何か独り言を言ってにこにこしたり、そうそう、周囲にある物を口に入れてもぐもぐさせていることもあるんだって、ちゃんとご飯もおやつも食べているのによ、奥さんも大変よね」

隣の奥さんに同情しています。樫谷さんは、

「奥さんも大変だけど、おばあちゃんは住み慣れた自分の家からは離れたし、隣近所の人達にも

会えなくなったんだから、おばあちゃんのほうがもっと大変なんじゃないかなー。これまで度々はこちらに来ていた様子もないから、子供さん達ともどうなんだろう、しっくりいっていないんじゃないかな」

とむしろおばあさんに同情的です。

★　環境の変化を契機として異食行動が始まることがあります。例えば、この例のように老人の一人暮らしや老夫婦のみでの生活維持が困難になって子供の所へ行って同居を始める、あるいは、家庭での生活が難しくなって施設に入所する、などの場合です。

老人は変化に適応することが不得手なので、それまで慣れ親しんでいた環境が変わる、言い換えれば、適応して暮らしていた環境が変わって、その変わった環境にうまく適応出来ない時に不安やストレスとなって、それまで現れていなかった痴呆が表面化し、それが異食という行動になるものと考えられます。

もちろん、住環境の変化だけではなく、痴呆老人が感じる孤独や寂しさなども、同様に異食を含めた異常行動発現の原因になります。

痴呆行動は脳の器質的変化そのものによるものもありますが、多くは老人を取り巻く環境が発症の大きな誘因になります。異食行動も痴呆の周辺症状の一つで、その発現には環境による影響を強く受けることになります。

誰でも、不安やストレス、寂寥感、孤独感などが強くなると、逃避行動の一つとして空想や回想で現状から逃れようとすることがあります。

痴呆期に入って、空想や回想に必要な記憶がほとんど消失した状態では、それらを基にした妄想は非常に少ないとは思いますが、痴呆期でも初めの時期で僅かでも遠隔記憶が残っている場合は、空想や回想らしきものが頭に浮かび、それが時の見当識を失い、時間を超越していることと相俟って直ちに妄想化することは皆無ではないように推測されます。

痴呆老人の異食行動のほんの一部かもしれませんが、不安やストレスが大きくなった時に、空想や回想から妄想に陥っての異食行動が存在すると想像しても不自然ではないのかもしれません。

山などで遭難して食料がなく空腹になった時に、自分が好物の寿司や大福餅などを頭に浮かべて気分を紛らわす状態は、現状からの逃避を目的とした空想ですが、このような空想が無意識化することで妄想になってしまえば、自分がその時に手に持っている物が寿司になり大福餅に変身しても不思議ではないことになります。

そして、異食が妄想下の行動であれば、味覚や嗅覚がそれほど高度に障害されていなくとも、便やタバコなど、普通では考えられないような物を口の中に入れても違和感はないものと想像されます。

そのように考えると、痴呆老人が異食行動を起こした時は、一応、老人が過度に不安やストレス、寂寥感、孤独感などを感じる環境にないかどうかの検討が必要になってきます。ことに、転居などで環境が大きく変わった際などは、不安になったり慣れない日常がストレスになりやすいので、老人とのかかわりをより多くするなどの配慮が必要です。

また、無意識側に存在しなければならない夢が、意識方向に移動して成立すると考えられるせん妄が異食の原因になっている場合も推測されます。

せん妄時の行動は夢が現実化したものですから、異食対象になる物品は種類を問わないと思いますし、夢の中の行動ですから、仮に味覚が残っていたとしても、妄想の場合と同様に味覚による違和感はないと考えられます。

せん妄時の異食であれば、せん妄からの脱却を計ることが最良の対応であり、せん妄は不安やストレス、あるいは肉体的な不調が原因になって発症するものですから、それらの改善を目指すことになります。

おわりに

これまで述べたほか、ここでは取り上げませんでしたが、痴呆行動には、買物に行って不必要なものをたくさん買ってしまう、お店に行って商品をお金を払わずに持って帰る、病院からの薬を服んでくれない、などなど様々な問題行動があります。いずれの行動も老人性痴呆という病気が根底にあるための行動なので、ほとんど説得や叱責などは効果がないのはもちろんで、多くの場合、説得や叱責などは痴呆老人の混乱を増長させることになります。

私達は痴呆老人に問題行動が現れると、その行動のみへの対応を考えがちですが、実際は、痴呆老人が問題行動を起こさざるを得ない秘められている原因の究明と原因への対応が重要で、問題行動が発生した時は、いつでも老人の生活環境などに発生要因が潜んでいるのではないかと考えて、その検討をしてみることが最も大切になります。

しかし、生活環境の改善には当然努力限界もありますので、問題行動が治まらない場合は、問題行動を制御したり制圧するのではなく、問題行動はそのままにしておいて、問題行動の「問題」を取り除く工夫をしてみるのも一つの方法ではあります。

例えば、止めどなく徘徊をする老人には、回遊式の廊下を歩いてもらう、などは施設で行われている問題除去の方法ですし、異食でもオシャブリを与えてそれだけを口にしていてくれれば、異食行動自体は治まっていないのですが、その行動には問題がないことになります。

しかし、各々の家庭の介護能力には格差が大きいのも事実ですし、痴呆老人の多種に及ぶ異常行動には、それぞれの家庭介護の限界を越えることも稀ではありません。そのような場合には、介護者やその家庭が破綻する前に、訪問介護やデイサービスなどの援助を求めることはもちろんですが、施設入所なども視野に入れて柔軟に対応すべきと考えます。

左記の文献、その他を参考にさせて頂きました。ありがとうございました。

1　アルツハイマー型痴呆と脳血管性痴呆　平井俊策編　医薬ジャーナル社
2　介護基礎学　竹内孝仁著　医歯薬出版
3　介護支援専門員標準テキスト　長寿社会開発センター
4　ケアの心　渡辺俊之著　ベスト新書
5　国民衛生の動向二〇〇二年　厚生統計協会
6　子供に語る日本昔話　主婦と生活社
7　新精神医学　日本医事新報社
8　新日本文学史　秋山虔・三好行雄編著　文英堂
9　新版老年心理学　井上勝也・木村周編　朝倉書店
10　睡眠環境学　鳥居鎮夫編　朝倉書店
11　睡眠障害　井上昌次郎著　講談社現代新書
12　睡眠と夢　ミッシェル・ジュヴェ著・北浜邦夫訳　紀伊国屋書店
13　精神科からのアドバイス五〇　野中猛著　日本医事新報社
14　痴呆老人からみた世界　小澤勲著　岩崎学術出版社
15　痴呆Q&A　今井幸充編　医薬ジャーナル社
16　痴呆老人の問題行動へのアプローチ　宮永和夫著　医薬ジャーナル社
17　痴呆の対応をどうするか　長谷川一夫編　医薬ジャーナル社
18　痴呆症のすべて　平井俊策編　永井書店

19 「痴ほう」の介護　鈴木幸雄 監修　双葉社
20 痴呆化遺伝子　河野和彦 著　医薬ジャーナル社
21 眠り…夢　杉山弘道 著　青い海・出版
22 物忘れ・ボケ・痴呆　杉山弘道 著　青い海・出版
23 無意識への扉を開く　ユング心理学入門１　林　道義 著　ＰＨＰ新書
24 心のしくみを探る　ユング心理学入門２　林　道義 著　ＰＨＰ新書
25 心の不思議を解き明かす　ユング心理学入門３　林　道義 著　ＰＨＰ新書
26 臨床睡眠医学　太田龍朗 他編　朝倉書店
27 老人の心理　穂永　豊 著　中央法規出版
28 老年期うつ病　高橋祥友 著　日本評論社
29 老年期　ＥＨエリクソン・ＪＭエリクソン・ＨＱキヴニック　朝長正徳・梨枝子 訳　みすず書房
30 老化はなぜ起こるか　ＳＮオースタッド 著　吉田利子 訳　草思社
31 夢で見る日本人　江口孝夫 著　文春新書
32 老人性痴呆疾患　診断・治療マニュアル(平成三年)　日本精神病協会
33 Dementia Japan 2000 Vol.14 No.1　日本痴呆学会誌
34 Dementia Japan 2000 Vol.14 No.2　日本痴呆学会誌

(五十音順)

あとがき

老人性痴呆(アルツハイマー型痴呆)は生き長らえれば誰でもが辿る道で、老化現象ですから予防することは出来ません。しかし、症状の発現は環境との兼ね合いです。痴呆になって能力は落ちても痴呆老人が適応出来る優しくて易しい環境を作ってあげることが、介護をする上で最も大切なようです。

各々の痴呆行動の成り立ちには多様な側面がありますので、ここではもちろん、それらの全体を捉えることは出来ませんでした。幾つかの痴呆行動の成り立ちについて述べましたが、痴呆行動を考える上で少しだけでも参考になれば幸いと考えています。

一部に会話形式を取り入れてみましたが、登場人物の名前は木々や花の名称から適当につけたもので他意はありません。私自身が年寄りになったせいか、自己中心的な思考になっているために、妄想やせん妄の成り立ちなどについては「独りよがり」的な部分の多い記述になっているかもしれません。ご批判を頂ければ幸いです。

痴呆老人の介護は経験したことのない人には想像も出来ないくらい大変です。在宅での介護は特定の一人が過剰な負担にならないよう、家族全員の協力が必要と考えます。

おわりに、校正その他で種々ご指導頂いた永井書店編集部の柳澤則雄氏に深く感謝致します。

著者　平成十五年十二月

著者略歴

昭和 37 年　新潟大学医学部卒業

昭和 38 年　新潟大学医学部第二内科

昭和 46 年　長岡赤十字病院内科

昭和 52 年　内科医院開業

著書　平成 13 年　物忘れ・ボケ・痴呆（青い海・出版）

　　　平成 14 年　眠り・・夢　　　　（青い海・出版）

老人性痴呆患者の
問題行動を推理する

ISBN4-8159-1683-7 C3047

平成 16 年 2 月 1 日　第 1 版発行

〈検印省略〉

著　者　**杉　山　弘　道**

発行者　**松　浦　三　男**

印刷所　**服部印刷株式会社**

発行所　**株式会社 永　井　書　店**

〒553 - 0003 大阪市福島区福島 8 丁目 21 番 15 号
電話（06）6452 - 1881（代表）/ ファクス（06）6452 - 1882

東京店
〒101 - 0062 東京都千代田区神田駿河台 2 - 10 - 6 御茶ノ水ビル 7F
電話（03）3291 - 9717（代表）/ ファクス（03）3291 - 9710

Printed in Japan

e-mail：sugiyama@seagreen.ocn.ne.jp